子どもの精神医学入門セミナー

傳田健三・氏家 武・齋藤卓弥　編著

岩崎学術出版社

はじめに

　2014年4月，北海道大学大学院医学研究科に，札幌市が出資した寄附講座である児童思春期精神医学講座が誕生し，齋藤卓弥教授と2名の助教が就任した。札幌市の児童精神科医療の危機的状況を契機に，関係者が結集して，新たな児童精神科医療構築の第一歩を踏み出した記念的な出来事であった。

　本書は2014年度に北海道大学医学部講堂で毎月1回行われた「北海道児童思春期精神医学セミナー」の10回分を出版用に書き下ろしたものである。児童思春期精神医学の基本と最新のトピックスをその道のスペシャリストが執筆した。

　さて，本書の特徴は，児童精神医学の最新の情報を取り入れた専門書でありながら，なるべく平易でわかりやすい入門書だということである。したがって，学生および研修医を含む若い精神科医や小児科医はもちろん，臨床心理士，看護師，作業療法士などの医療従事者を対象としている。

　2013年にアメリカ精神医学会のDSM-5が刊行され，精神医学は新しい時代を迎えた。DSM-5における大きな改訂は児童精神医学における項目がほとんどである。本書はDSM-5の基準にしたがって書かれていることも特色の一つである。

　上記の北大で行われたセミナーには毎回200人以上の学生，研修医，若手精神科医・小児科医をはじめとする医療専門職の聴衆が集まり，盛況を博した。その熱気と関心の大きさを全国の方々と共有したいと思う。

2016年2月

傳田健三

目 次

はじめに（傳田健三） 3

■ 第Ⅰ部 ■
子どもの精神医学の基礎

第1章　子どもの精神医学入門――発達精神病理学の視点から
.... 傳田健三　11

Ⅰ　はじめに――子どもの心に出会うこと　11
Ⅱ　子どもの精神科面接の原則　12
　　1．子どもの精神療法的アプローチの原則　12／2．子どもとの面接の実際　14
Ⅲ　子どもの診断・見立て　15
　　1．症例呈示　15／2．子どもの診断・見立て　17
Ⅳ　発達精神病理学を学ぶ　24
　　1．ディメンショナルな診断とは何か　24／2．発達精神病理学とは何か　26／3．症例呈示　26／4．発達精神病理学的視点からの考察　30
Ⅴ　子どもの心の診療とは何か――おわりに代えて　32

■ 第Ⅱ部 ■
さまざまな子どもの病態への対応

第2章　自閉スペクトラム症――自閉症の兆候をもつ乳児の診断
.... 黒川新二　37

Ⅰ　はじめに　37
Ⅱ　自閉症の子どもの乳児期に関する，先行する知見　37
　　1．養育者が回想する自閉症の子どもたちの乳児期　37／2．神戸大学の新生児・乳児研究　38
Ⅲ　乳児健診で発見できる自閉症の兆候　38
Ⅳ　乳児症例の要約　39

Ⅴ　症例提示　40
　　　　　1．乳児A　40／2．乳児B　42／3．乳児C　43
　　Ⅵ　自閉症が疑われる乳児の診察　45
　　Ⅶ　自閉症の兆候をもつ乳児の追跡調査　46
　　Ⅷ　おわりに　47

第3章　注意欠如・多動症 ……………………………… 田中康雄　48

　　Ⅰ　はじめに　48
　　Ⅱ　歴史的変遷　48
　　Ⅲ　診　断　50
　　Ⅳ　ADHDの疫学　52
　　Ⅴ　ADHDの原因　53
　　Ⅵ　ADHDの年代による特徴と支援　55
　　　　　1．乳児期　55／2．幼児期　56／3．幼稚園・保育園期　56／4．学童期　59／6．思春期　63／7．二次障害を応援する　64／8．青年・成人期　65
　　Ⅶ　予　後　65
　　Ⅷ　ADHDに関連したトピックス　66
　　Ⅸ　おわりに　67

第4章　子どもの統合失調症 ……………………………… 賀古勇輝　71

　　Ⅰ　はじめに　71
　　Ⅱ　疫　学　72
　　　　　1．発症年齢　72／2．性差　72／3．遺伝歴　72
　　Ⅲ　発症まで　72
　　　　　1．発症様式　72／2．前駆症状　73／3．早期介入　73
　　Ⅳ　初回エピソードの精神症状　74
　　Ⅴ　診　断　74
　　　　　1．診断基準　74／2．初診時診断　75／3．鑑別診断　75
　　Ⅵ　治　療　77
　　　　　1．薬物療法　77／2．精神療法・心理社会的療法　78
　　Ⅶ　長期経過と転帰　79

　　　　1．経過類型　79／2．経過中の自殺企図・自傷行為　80／3．教育歴
　　　　81／4．転帰　81
　Ⅷ　症例呈示　82

第5章　子どもの抑うつ障害と双極性障害　齋藤卓弥　87
　Ⅰ　はじめに　87
　Ⅱ　抑うつ障害　88
　　　　1．抑うつ障害の分類　88／2．重篤気分調節症　88／3．うつ病　91／
　　　　4．うつ病の経過と予後　95
　Ⅲ　双極性障害の症状と診断　95
　Ⅳ　児童思春期の双極性躁病相の治療戦略　97
　　　　1．維持療法として　98／2．双極性うつ病の治療　99／3．予後　99
　Ⅴ　おわりに　100

第6章　子どもの強迫症／強迫性障害　館農　勝　104
　Ⅰ　はじめに　104
　Ⅱ　強迫症／強迫性障害（OCD）の診断と評価　104
　　　　1．DSM-5における診断基準　104／2．OCDの症状　106／3．OCD
　　　　の有病率　107／4．OCDの生物学的病態基盤　107／5．子どものOCD
　　　　の予後　108／6．OCDの鑑別診断　108
　Ⅲ　強迫症／強迫性障害（OCD）の治療と支援　111
　　　　1．心理教育　111／2．心理療法　111／3．薬物療法　112
　Ⅳ　その他の強迫症関連症　113
　　　　1．醜形恐怖症／身体醜形障害　113／2．ためこみ症　114／3．抜毛症
　　　　114／4．皮膚むしり症　115
　Ⅴ　症例提示　115
　　　　1．Aくん（6歳・男児）　115／2．Bさん（13歳・女児）　116
　Ⅵ　おわりに　118

第7章　児童思春期の摂食障害──心と身体の包括的治療について
　　　　　　　　　　　　　　　　　　　　　　　　　　　氏家　武　121
　Ⅰ　はじめに　121

Ⅱ　児童思春期における神経性無食欲症の心身医学的特徴　*122*
Ⅲ　児童思春期の神経性無食欲症の治療――その基本的な考え方　*124*
Ⅳ　事例紹介　*125*
　　1．神経性無食欲症摂食制限型の症例紹介　*125* ／ 2．神経性無食欲症過食・排出型の症例紹介　*128*
Ⅴ　児童思春期における神経性無食欲症の治療のポイント　*130*
　　1．食行動の改善と健常体重の回復を図る時のポイント　*131* ／ 2．家族を支援する時のポイント　*134*

第8章　子どものディスレクシア（読字障害） …………… 柳生一自　*136*

Ⅰ　はじめに　*136*
Ⅱ　ディスレクシアの定義，概念　*137*
Ⅲ　ディスレクシアの頻度　*139*
Ⅳ　各言語‒文字間の差異　*140*
Ⅴ　日本語におけるディスレクシアの特徴，診断　*142*
Ⅵ　日本語の読み書きの発達におけるディスレクシアの臨床像　*143*
Ⅶ　ディスレクシアを疑った時の検査　*147*
Ⅷ　ディスレクシアへの対応，支援のあり方　*148*
Ⅸ　症例紹介　*151*
Ⅹ　おわりに　*155*

■ 第Ⅲ部 ■
子どもに対する治療法

第9章　子どもに対する非言語的精神療法 ……………… 傳田健三　*159*

Ⅰ　はじめに　*159*
Ⅱ　非言語的精神療法とは何か　*160*
　　1．非言語的精神療法の定義　*160* ／ 2．どのような技法があるか　*160* ／ 3．非言語的媒介を通して何が表現されるのか　*163* ／ 4．どのような立場があるのか　*164*
Ⅲ　症例呈示　*165*
　　1．症例の概要　*165* ／ 2．治療経過　*167*
Ⅳ　考　察　*178*

1．箱庭療法の利点と要注意点　*178*／2．本症例におけるきっかけ法の意義　*179*／3．非言語的治療の精神療法的意義　*181*

第10章　思春期患者に対する認知行動療法 ……………………北川信樹　*184*

Ⅰ　はじめに　*184*
Ⅱ　CBTの基本的発想と原則　*185*
　　1．CBTにおける問題の理解の仕方　*186*／2．CBTにおける治療関係のあり方　*191*／3．心理教育と日常への般化のあり方　*192*／4．技法の適用にあたって　*195*
Ⅲ　思春期に適応する際の工夫と問題点　*196*
　　1．青年期の特性に関連する諸問題　*196*／2．児童思春期患者におけるCBTの有用性　*197*／3．青年期患者へ適応する際の問題点　*198*／4．日常臨床でCBTをどのように用いるか　*199*／5．親との協働について　*200*
Ⅳ　まとめ　*201*

第11章　子どもに対する薬物療法 ……………………………齋藤卓弥　*203*

Ⅰ　はじめに　*203*
Ⅱ　子どもの薬物療法における留意点　*204*
Ⅲ　エビデンスに基づいた子どもの薬物療法　*206*
Ⅳ　注意欠如・多動症（Attention-Deficit Hyperactivity Disorder：ADHD）の薬物治療　*207*
Ⅴ　気分障害の薬物治療　*210*
　　1．うつ病の薬物治療　*210*／2．双極性障害の薬物治療　*213*
Ⅵ　不安障害への薬物治療　*216*
Ⅶ　統合失調症への薬物治療　*219*
Ⅷ　自閉スペクトラム症の薬物治療　*221*
Ⅸ　まとめ　*223*

おわりに（氏家　武）　*230*
索　　引　*232*

第Ⅰ部
子どもの精神医学の基礎

第 1 章

子どもの精神医学入門
―― 発達精神病理学の視点から

傳田健三

I　はじめに――子どもの心に出会うこと

　治療者として,私たちは子どもとどのように会ったらよいのだろうか。まず,私が新患の子どもとどのように出会っているかについて述べてみたい。児童精神科外来の初診の様子を紹介しよう[4]。
　新患診察の前に,保護者が書いてきてくれたこれまでの経過,紹介状,学校の先生からの情報や母子手帳などをじっくり読み,どんな子どもなのか想像を最大限働かせてみる。「いま何に困っているのだろう」「何に苦しんでいるのだろう」「何が問題になっているのだろう」「その苦しみはどこから来るのだろう」「なぜそのような態度をとるのだろう」「いま本人はどんな気持ちなのだろう」「その苦しみを軽くするにはどうしたらよいのだろう」などと考えをめぐらせてみるわけである。そして,「よし」と覚悟を決めて,自ら待合室に出向いて,子どもの名前を呼ぶ。
　子どもの精神科治療の成否は初回面接で決まるといっても過言ではない。初診時の子どもは大きな不安を抱いている。子どもだって「この人はどんな人か」と治療者の表情や振る舞いに一生懸命に目を凝らしている。治療者はそのような子どもの不安,恐怖,緊張,困惑などの感情を十分に汲む必要がある。不安や緊張が強い時には,「少し不安かな」と声をかけたり,「大丈夫だよ」と保証

を与えたりする。

　まずはじめに，子ども本人に顔と身体を向けて，「こんにちは，○○さんですね。私は□□といいます。よろしくお願いします」と挨拶をする。そして隣の家族に「こんにちは，○○さんのお母さん（お父さん）ですね」と挨拶をする。そのあと，本人に「いま困っていること」を尋ねていく。横から家族が話しかけてきても，「まずは，本人のお話を聞かせてください」と伝える。本人が主人公であることをきちんと示す儀式である。

　治療者の質問に対する子どもの答えによって，目の前の子どもがどれくらい表現力があるか，自分のことをどれくらい客観的に捉えているか，好きなことをどれだけ楽しめているか，家族との関係，心身の発達の状態などについて，すなわち子どもの全体像の輪郭が，おぼろげながら見えてくるのである。子どもから十分に話を聞いたあと，親の意見を聞き，学校の情報を加味して，さらに子どもに対する理解を深めていく。

　初回の面接では，本人が主人公であることが示され，本人が自分の身体と心の苦しさ，つらさを十分に話し，問題が明らかにされていくことが重要である。自分の苦痛が治療者に正しく伝わり，理解されたという実感が，初めの大きな心の支えになるのである。

II　子どもの精神科面接の原則

1．子どもの精神療法的アプローチの原則

　村瀬[8]は，子どもの心理療法を始める時の留意点として，以下の事柄をあげている。

　（1）治療者の能動性，柔軟性が求められる。治療者は子どもが見知ってきたこれまでの大人とはいささか違う新鮮な存在――子どもが信頼し，同一視の対象としうるような統合のとれた安心感をもたらす人でありながらも，他方とらわれない柔軟なほどよいあそび心の持ち主――でありたい。また，治療者は相手の人格を認め，子どもに応じた自主性を尊重する。そして，子どもの潜在

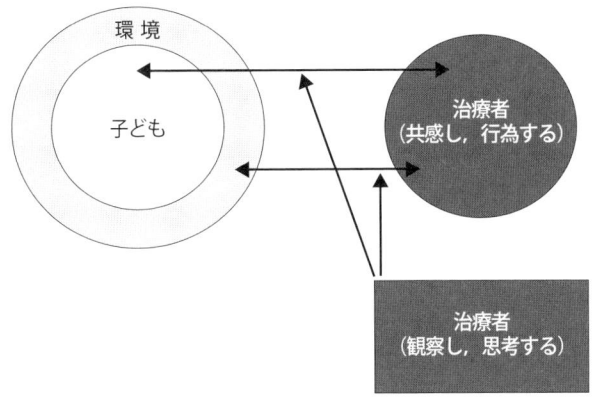

図1　子どもに対する治療者の複眼的態度（村瀬嘉代子，1981）

能力，可能性の発見に努める努力を怠らない。

（2）子どもの発達の程度を理解し，症状を疾病学的に理解するのはもちろん，症状によって子どもが何を訴えようとしているのか，症状の発生状況や，生育・環境的背景を考えて，症状のもつメッセージを受けとる。

（3）治療場面が患児にとり，保護された自由な空間であるために，原則として秘密が守られることを約束し，事柄の性質上，親やその他の人に連絡を要する場合（自殺念慮が生じた場合など）は，本人に承諾を求めることを約束する。

（4）治療者は半身を患児と同じ視線まで降ろして，同じ地平でものを見て，感じる努力をする。すなわち患児と同じレベルで感情を交流させる。一方，他の半身は醒めた状態で客観的にこの状態を観察していることが要求される（図1）。

（5）技法に柔軟性が求められる。治療者の得意とする，あるいは関心をもつ技法に子どもをのせるのではなく，その子の状態——精神障害の種類ばかりでなく，その子の関心がどこにあるのか，パーソナリティ特性，年齢・発達状態，家庭，社会，文化環境——によって，どんな技法がふさわしいのかを考えていきたい。いろいろな技法を自然に治療過程のなかで用いていくには，治療者は平素から開かれた態度をもっていることが望ましい。心理療法を行うには，狭義の学習理論はいうに及ばず，さまざまな事柄に対して関心を抱く態度が求

められよう。

　（6）患児自身に対してばかりでなく，家族，学校などとの連携や調整活動が必要で，とりわけ家族との面接は不可欠である。

2．子どもとの面接の実際

　子どもとの初期の面接で行うことは，子どもの症状，状態を把握すること，良好な治療関係を形成すること，子どもの感情の動きや考え方を確認すること，治療の動機づけを行うことである[4]。

　まず子どもの症状を丁寧に聞いていくのであるが，本人の話す内容がいかに拙くとも，すぐに言葉をはさむことなく，子どもの言葉に十分な関心をもって傾聴することが重要である。ただし，子どもの場合，言葉が出てこないことや，言いたいことがうまく言えなくて困惑したりすることもある。子どもが言葉に詰まったりした時には，きっかけを与えたりしながら，うまく言葉が出るような配慮をしていく。そして，自分の体験を何とか言えた時には，「よく言えたね」と心からの賞賛を送っていく。さらに，ある程度話したところで，子どもが伝えようとしていることを，「～ということなのね」と確認していくことも必要である。子どもは治療者がきちんと理解してくれていることがわかり安心するだけでなく，自分の感情や考えの確認にもなる。また，相手が言いたいことをうまく表現できない時には，「もし間違っていたら悪いんだけど，～ということなのかな？」と聞いてみる。もしそれが適切な表現であれば，子どもは自分の感情や考えがうまく言語化された体験をして，すっきりした気持ちになるだろう。そして，話の中に励ましやいたわりをさりげなくはさんで，これまでの苦しかった体験に心から共感の気持ちを伝えていく。「それは大変だったね」「それはつらかったね」「それは心配だね」と。この共感がうまく伝わると，子どもは「そうなんです」と言って話に乗ってくる。

　要するに，診察場面では子ども自身が主役で，治療者は話の糸口をつけるだけであり，話されることを熱心に受け止め，ためらう時には自然に元気づけ，うまく表現できない時には言葉を補い，うまく言えた時には賞賛し，子どもの感じている苦しみ，つらさとその背景を描き出すことに努め，それに共感の気

持ちを伝えていく。

　そのようにして明らかになることは，治療者が初めて知ることだけでなく，話し手の子ども自身にとっても，それまで不明瞭であったことがはっきり見えてくる体験になるのである。また，家族にとっても子どもの行動の意味を初めて知る機会となり，いつもネガティブな意味にしか取れなかった行動が別の見方もできる新鮮な体験となるのである。すなわち，治療者，子ども，家族の目の前に子どもとその病態と，それを取り巻く環境や状況の全体像のイメージが浮かび上がってくるのである。参加者皆が，「ああ，そうだったのか」とうなずくような面接ができればと思う。

Ⅲ　子どもの診断・見立て

　臨床場面では，子どもや親と面接し，さまざまな情報を得て，各種検査を行いながら診断・見立てを行っていくのであるが，どのような準備を行い，どんな手順で診断を行っていく必要があるのだろうか。はじめに，実際の症例を呈示して，どのように診断・見立てが行われるかを示してみたい。症例の提示に際し，掲載することに関してその主旨を十分に説明し，本人および家族の同意を得た。また，プライバシー保護のため，匿名性が保たれるように十分に配慮した。

1．症例呈示

【症例A】小学3年生，女子，初診時8歳10カ月
【主症状】急激に出現する不安発作，終日続く気力低下
【生育歴】初期運動発達は正常。始語は1歳8カ月とやや遅く，母親への愛着行動も姉と比べると乏しかった。他の子どもとの交友関係は少なかった。幼稚園での集団行動は自ら加わることは少なく，先生に促されて参加した。特定のおもちゃへのこだわりや整理整頓への執着が認められた。
【現病歴】小学校1～2年生は友達は少ないがうまく適応していた。小学3年生になってクラス替えがあり，仲のよい友達と別れた。7月頃より学校場面

の同じ状況で強い不安発作が出現するようになった。毎日，朝の学級会と給食の時間帯に限定してパニック発作様の症状が出るようになった。胸がドキドキし，過呼吸になり，全身がふるえ出し，わけがわからなくなってしまう（解離症状）。家でも，夜寝る前にベッドで翌日の学校のことを考えると，胸がドキドキし怖くなり，眠れない。また，同じ頃から好きなサッカーもしなくなり，食欲も低下した。気力も低下し，宿題もする気力が出ず，学校に行くのも嫌がるようになったため，受診した。

【初診時所見】視線は合いきちんと挨拶はできる。話し方はややマイペースであるが，相互のやりとりは可能である。相手の気持ちへの配慮はやや乏しい。女子の友達は少ないが，少年サッカーチームに入っており，男子の友達は多い。サッカーが大好きで知識も豊富であった。スペインの強豪チームのサッカー選手の名前をたくさんあげる。サッカーの話で親しみを感じたのか，その後，誰にも言っていなかった以下のようないじめの状況を語り出した。

【環境因】小学3年になってクラス替えがあった頃から，同じグループの女子3～4人からいじめを受けるようになった。初めは悪口を言われたり，仲間はずれにされたりした。6月頃からトイレに連れ込まれて蹴られたり，「死ね」となじられたりするようになった。それ以来，同じグループが集まる朝の学級会と給食の時間帯に不安が高まり，パニック様発作が出現し，解離にまで至るようになった。夜眠れないのも，その状況がフラッシュバック様に思い出されるからであることが明らかになった。

【診断】自閉スペクトラム症（Autism Spectrum Disorder：ASD）の傾向はあるが診断には至らない。今の問題の核心ではない。予期不安があり，パニック発作様症状が出現している。その後解離に至ることが多い。同時に気力低下，集中力低下，抑うつ気分，食欲低下などがあり，うつ病と診断した。心的外傷後ストレス障害（Posttraumatic Stress Disorder：PTSD）の診断基準も満たしている。

【治療経過】担任教師に状況を伝えたところ迅速に行動し，いじめた子どもたちを集めて丁寧に話をした。その親たちにも状況を説明しうまく対応した。クラスでは席替えとグループ替えを行い，環境調整を行った。

担任の話では，Aは女子とは話が合わずに孤立気味だったこと，小3から学校の少年サッカーチームに入ることができ，男子のサッカー友達とは話が合った。Aが女子のあこがれの男子とため口で話しているのを見て嫉妬したこともあったかもしれないとのことであった。

しかし，状況が改善しても症状は持続するため，選択的セロトニン再取り込み阻害薬（Selective serotonin reuptake inhibitor：SSRI）のセルトラリン25mgを使用した。不安と抑うつに奏効し，登校が可能になり，不安発作も次第に軽減していった。サッカー少年団も続けている。何人かの女子がサッカー少年団に入ったため，女子の友達もできた。セルトラリンは6カ月使用した後，中止した。その後の経過は順調である。

初診時に感じた発達障害的傾向は，うつ病と不安障害が改善すると，ほとんど目立たなくなっていった。発達障害的側面は，うつや不安が強いと顕在化し，それが改善すると背景に退いていくものである。

2．子どもの診断・見立て

1）子どもの精神科診断・アセスメント：子どもの心の問題をどう捉えるか

初回面接における生育歴，家族歴，現病歴の聴取，その後の心理検査，評価尺度などを通して，その子どもについての児童精神医学的アセスメントを行う。その際，次の5つの次元から子どもを評価する[6]。（1）症状，（2）発症要因，（3）発達障害の併存，（4）家族関係，（5）社会的関係の程度の5つである。一つひとつ解説していきたい。

（1）症状：どのような症状，問題なのか

子どもの心の問題はさまざまな表現型をとる。表1に示したように，6項目に分けて考えることができる。単に症状の有無だけでなく，その程度はどうか，強さはどうか，それによって患児がどれほど苦しんでいるか，あるいは周囲がどれほど困っているかを検討する。また，この症状は健康な子どもにも出現しうることなので，それが健康範囲なのか，病的なのかという判断も不可欠である。また，その問題に対する本人の認識の程度，家族の認識の程度も治療を行う上で重要な要因になってくる。

表1　子どもの心の問題のあらわれ方

(1) 情緒的な症状	分離不安，社交不安，ストレス反応，解離，強迫，恐怖など。抑うつ状態，躁状態，イライラ感，かんしゃく発作。
(2) 行動上の問題	不登校，引きこもり，いじめ，自傷，過量服薬，拒食，過食。家庭内暴力，非行，反社会的行動。
(3) 身体症状	頭痛，腹痛，嘔気，めまいなどの不定愁訴。喘息，けいれん，失立，失歩，失声，視力低下，聴力低下など。
(4) 精神病症状	幻覚，妄想，自我障害，思考障害など。
(5) 発達の偏り	コミュニケーションの障害，言語発達の障害，社会性の障害。こだわり，多動，不注意，知的発達の障害など。
(6) 神経性習癖	チック，遺尿，遺糞，抜毛，指しゃぶり，爪かみなど。

　初診時Aは抑うつ状態を呈しており，パニック発作様の不安発作と予期不安，およびPTSD症状を認めた。抑うつ状態は中等度であり，登校もできず，家庭においても生活に支障が生じていた。不安は強く，PTSD症状に引き続き解離を呈していた。以上の症状は，学校を休ませて環境調整を行うことだけでは改善せず，抗うつ薬を使用する必要があった。

　（2）発症の要因：どの要因が問題を起こし，問題を持続させているか。長所はどこか。

　まず，はじめに強調しておきたいことは，一つの要因だけで子どもの精神障害が発症するということはないということである。一般的に，心理学的要因，生物学的要因，社会文化的要因がさまざまに影響しあって精神障害は発症するのである。したがって，リスクファクターとして考える方が適切である。リスクファクターとしては，①素因（predisposing factor），②誘発因子（precipitating factor），③永続因子（perpetuating factor），④保護因子の欠如（lack of protective factor）があげられる[5]。

　症例Aについて考えると，素因としては，自閉スペクトラム傾向があったことと父方祖母がうつ病であったということがあげられる。誘発因子としては，クラスメイトによる激しいいじめが存在した。永続因子としては，Aがいじめについて話すことができる人がいなかったこと，一人で我慢してしまったことなどがあげられよう。保護因子の欠如としては，家族と学校がそれぞれ異変に気づきながらも，相互の連絡が不十分であったことがあげられる。いずれにし

ろ,「何に困っているのか,なぜそのような行動をとるのか」という援助者の素朴な疑問が発症の要因を解明していく原動力となるのである。

　リスクファクターだけではなく,長所(strength)についても評価しておく必要がある。まず,A自身は生来の自閉スペクトラム傾向はもっていたが,軽度であり,かつ周囲の対応もよく,順調な発達を示していた。Aの両親は理解があり,Aの自閉スペクトラム傾向についても気づいていた。Aに対する養育もバランスがとれている印象であった。担任教師も熱心で行動力もあり,対処能力も優れていた点が長所と考えられる。

(3) 発達障害の併存:発達障害が併存するか,それはどんな症状でどんなレベルか

　子どもの診療において,目の前の子どもの主症状の背景に発達障害が存在するかどうかを確認することは重要である。また,その程度がどうか,発達障害のどの症状が問題となっているのかを検討する必要がある。発達障害が現在の問題の主病態なのか,そうではないのかも明確にしておくべきである。

　上述したように,Aは生来的に自閉スペクトラム症の傾向があった。しかし,その程度は軽度であり,広汎性発達障害日本自閉症協会評定尺度(Pervasive Developmental Disorders Autism Society Japan Rating Scale:PARS)においても基準値を超えることはなかった。また,発達は順調であり,小学校1～2年時は友達は少ないもののうまく適応しており,家族も担任教師も特に問題は感じていなかった。

　以上のことから,ASDの傾向を認識しておく必要はあるが,初診時の時点でその診断をつけて,それに何らかの積極的な対応を行う必要はないと考えられた。

(4) 家族関係:母子関係および家族関係はどうか

　家族関係が子どもの精神状態に大きな影響を与えることは疑いようのない事実である。特に虐待的養育は,子どもに重篤な影響を与える。虐待的養育を受け,愛着形成が不十分な子どもは,不安や抑うつなどの他の障害に発展しやすい[6]。また,母子関係だけでなく,両親の夫婦関係にも細心の注意をはらう必要がある。あるいは,母親と姑との関係など,家族全体への多面的な視点が

必要である。家族のキーパーソンを特定する必要がある。

　Aの家族関係に特に問題はないと考えられた。父親は几帳面で真面目すぎるところはあるが，愛情深く，家事にも参加していた。母親はバランスがとれた安定した性格と思われた。Aの自閉スペクトラム傾向についても理解しており，キーパーソンとなる人であった。2歳上の姉は，親切にAの世話や援助をしてくれていた。

　（5）社会的関係の程度：学校および地域社会での子どもの様子はどうか

　子どもに生じている問題を考える時，発症の要因を理解する上でも，治療や解決への支援策を考える上でも，地域社会での人間関係や子どもの様子を知ることは重要である[6]。とくに，学校は子どもの生活時間の多くを占めており，友達，先輩後輩，担任教師との関係は深くなるがゆえに問題も生じやすい。学年を経るにつれ，その関係は複雑に絡みあっていく。最近はインターネットなどの情報が多様化・複雑化しているため，それらに対する知識も必要である。

　Aの場合，学校における社会的関係は，小学校1〜2年時は2〜3人の仲の良い女子がおり，集団行動にも適応していた。地域社会では，男子とともにサッカーを楽しんでいた。趣味のかたよりはあるものの，社会的関係においても大きな問題はなかったと考えられる。

　2）症例Aの診断について

　診断を行う目的は，第1に治療方針を決定することである。すなわち「見立て」をすることといえる。症例Aには初診の時点では自閉スペクトラム症という診断をあえてつけない方がよいと私は考えている。

　まず，その傾向があると認識しつつ，目の前のうつ病と不安障害（パニック発作，PTSD）を治療しようという方針を立てる。その上で最も重要な環境調整を行い，十分話を聞き，必要であれば薬物療法を行っていく。気分障害と発達障害は併存することが少なくない。うつ病が主病態なのか，発達障害が主病態なのかを見極める必要がある。

　真の診断とは単にラベルを貼ることではなく，その子どもを取り巻く家族，学校，その他の環境の状態，そのレベル，長所，短所などの全体像を把握し，その子どもに最適な治療的アプローチを提供しようという試みである。

表2　症例Aのフォーミュレーション

特性：8歳10カ月の女児。両親，2歳上の姉との4人家族。両親を含めた家庭環境に問題はない。父方祖母がうつ病。
臨床所見：元来，軽度のASDの発達歴があるが，改善傾向にあり診断はつかない。小3からはじまった急激に出現する不安発作（→解離）。うつ状態。PTSD近似の状態。
診断：中等度のうつ病。原因のはっきりしたパニック発作。若年発症の心的外傷後ストレス障害（PTSD）。
原因：クラスメイトの激しいいじめが直接的な誘因。AのASD傾向がいじめを誘発した側面もある。解離やフラッシュバックが出やすいところもASD傾向の特徴か。
治療計画：第1にいじめを含めた環境調整および十分な支持的アプローチ。それで改善がなければ，第2に薬物療法を試みる。
予想される予後：家族関係もよく学校も協力的なため，環境調整がうまくゆけば症状の改善が予想される。ただ，解離やフラッシュバックが出現しているため，薬物療法が必要な可能性がある。

また，自分が担当した症例の「フォーミュレーション」を400字程度にまとめる習慣をつけることが大事である[5]。症例Aのフォーミュレーションを表2に記す。

3）発達障害の診断
（1）情報の収集

いわゆる発達障害の診断のためには十分な情報の収集は不可欠である。初診時に保護者にこれまでの経過をA4で1～2枚にまとめて書いてきてもらう。その他，母子手帳，学校からの手紙，通知表，前医からの紹介状などを持ってきてもらう。これだけのことでも，親のモチベーションの程度や学校の認識の程度など，本人を取り巻く周囲の環境の様相が明らかになる。

また，予約の時間の30分前に来院してもらい，予診表と簡単なチェックリストを行ってもらう。外来看護師に身長と体重を測定してもらい，その時の様子を観察する。

（2）行動観察をするための準備

適切な行動観察を行い，的確な精神医学的な診断をするための準備について以下に述べたいと思う。

①自分の面接のパターンを作る

まず，自分の面接のパターンを作ることが必要である。尊敬する先輩医師の診察を見学させてもらい，参考にするのがよいと思う。そして，自分が面接した時に一般の子どもがどのような反応を示すことが多いかを知っておくことが重要である。平均的な子どもの自分に対する反応を基準にして，目の前の子どもがその基準からどの程度ずれているのかを観察するようにすればよい[7]。すなわち，「自分を知る」ということである。

②他者が子どもに関わる様子を観察する

治療者が家族に説明をしている間などに，スタッフに子どもと関わってもらい，その様子を観察する時間を作る。ベテラン看護師とはどのように関わることができるかを観察するのである。あるいは，診察前に看護師が身長と体重を測定する場面を観察しておく。

また，待合室で家族とどのように関わっているかを観察しておくことも重要である。母親と子どもはどのように関わっているか，父親とはどうか，同胞とはどうかを観察しておく。いずれにしろ，自分以外の人がその子どもと関わる様子を観察することは貴重な情報になるのである。

（3）どこに着目して行動観察を行うか

子どもの行動観察において着目すべき事項を以下に述べたいと思う。あらかじめチェックリストを作っておくとよい。

①身体所見：身長，体重，身体の健康状態，奇形の有無
②対人関係：診察者との関係，母親との関係，スタッフとの関係
③遊び：一人遊び，同年代との遊び，大人数との遊び，大人との遊び
④コミュニケーション：言語的，非言語的，対人的相互性

（4）発達歴を十分に聴取する

発達障害の診断のポイントは発達歴の詳細な聴取につきると言うことができる。一般的にはPARSを用いて，一つひとつの項目を詳しく聞いていくとよい。さらに詳しい評価尺度としてはADI-R（Autism Diagnostic Interview-Revised）がある。児童精神科医を目指す人は，このようなツールなしでも子どもの発達歴を聴取できるようになっておきたい。

また，子どもの詳しい発達歴を親に聞きながら，その当時の親の苦悩やつら

さ，および子どもの不安や困惑に思いを馳せ，想像してみることも重要である。
(5) 認知発達の検査

子どもの認知機能が年齢に応じて発達しているかどうかを確認することは，発達障害の診断にはきわめて重要である。「遠城寺式・乳幼児分析的発達検査法」などの親への質問紙法は診察室でも手軽に行える方法である。詳細な発達検査，知能検査は臨床心理士に依頼する。

その他の各種検査として，自閉症スペクトラム指数（Autism Spectrum Quotient-Japanese version：AQ-J），注意欠如・多動症評価スケール（Attention-Deficit/Hyperactivity Disorder Rating Scale：ADHD-RS），簡易抑うつ症状尺度（Quick Inventory of Depressive Symptomatology-Japanese version：QIDS-J）などを，子どもの状態に応じて使用していく。いずれも，一つの側面からの指標であることを念頭に置いて使用する必要がある。

(6) 発達障害の診断

以上を総合して発達障害の診断を行っていく。例えば，PARSを用いると，発達のレベルが点数化されて算出されるが，これはあくまで一つの基準であり，面接時の印象，行動観察，日常生活の様子などを総合して判断していくわけである。

青木[3]も述べているように，目の前の症例をより良く理解するためには，発達障害の範囲を少し広くとり，そのような傾向がありながらも，どのような環境で，どんな努力を重ねて，そして今ここにいるのかと考えてみる必要がある。すると，子どものうつ病の症状，不安障害の症状，あるいは摂食障害の症状が，それ単独ではなく，発達障害の特徴とつながったものとして理解できることが少なくない。

しかし，明確にASDやADHDと診断をつけて，本人および親に告知し，十分に説明する場合には，発達障害の範囲は狭く，かつ厳密にとる必要がある。また，診断をする以上，今後も継続して診療していくという覚悟が必要である。

Ⅳ　発達精神病理学を学ぶ

　Rutter[9]は発達精神病理学（Developmental Psychopathology）という新しい概念を提唱した。従来の精神医学では，内因性，外因性，心因性という3つの要因から病態を理解しようという試みがなされてきた。発達精神病理学は精神障害の理解に新たに発達の視点を加えるという大きなパラダイムの変換をもたらしたのである。

　2103年5月，アメリカ精神医学会はDSM-5[2]を出版した。大きな改訂点は次の2点である。第1に，これまでの「通常，幼児期，小児期または青年期に初めて診断される障害」という大項目がなくなり，いわゆる発達障害は，新設された「神経発達症（Neurodevelopmental Disorders）」という章に記載されることになり，その他の疾患はさまざまな大カテゴリーの中に組み入れられたのである。すなわち，発達障害を含めて，精神障害は子どもから大人まで継続して認められるものであり，どの年齢においても用いることが可能な診断基準へ変更となったのである。

　第2の改訂点は，ディメンショナルな診断を採り入れたことである。一般に精神疾患の診断は，白か黒かはっきりと区別可能なカテゴリカルな診断と，正常から重症の障害まで連続的に移行するディメンショナルな診断に大別することができる。発達障害はディメンショナルな診断に最も相応しい障害といえる。すなわち。自閉症かアスペルガー障害かという区別ではなく，ASDにおける重症か軽症かという問題になったのである。以上二つの改訂点は，まさに発達精神病理学の視点を採り入れたものということができる。

1．ディメンショナルな診断とは何か

　はじめに，もう少し詳しくディメンショナルな診断について解説したい。先に述べたように，精神医学における診断は，カテゴリカルな診断かディメンショナルな診断かという二つに大別することができる。

　例えば，癌か否か，あるいはインフルエンザか否かは，十分な検査を行えば

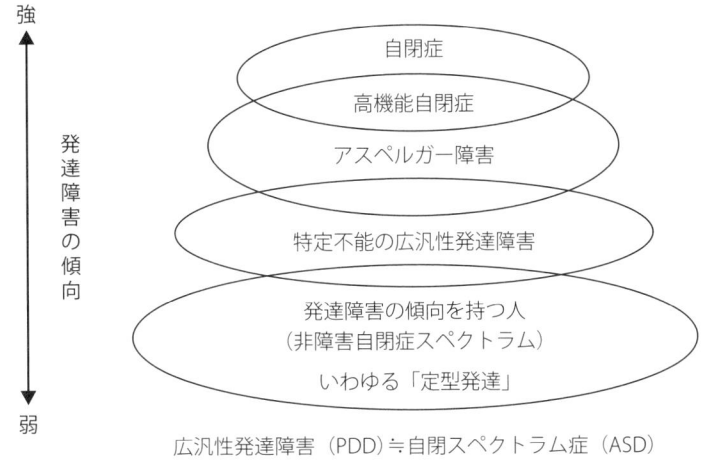

図2　ディメンショナルな診断

明らかにすることができる。これをカテゴリーに分類できるカテゴリカルな診断という。一方、うつ病や発達障害は、正常から障害と呼ばれる状態まで連続したものと考えられる。これをディメンショナルな診断という。つまり段階的に移行していく（図2）。一応診断基準は設けられているが、これはあくまで便宜的なものである。当然その中間にはグレーゾーンの人たちがいる。うつ病や発達障害の特徴をいくらかもっているが、その程度が軽い人たちである。

カテゴリカルな診断は、検査をすれば結果は明らかであるため（もちろん、すべての疾患において診断が容易ではない症例が存在することは言うまでもないことである）、診断の信頼性は高い。ところが、ディメンショナルな診断は過剰診断が生じやすいことが特徴である。ある疾患が注目を集め、その概念が広まるほど、過剰診断が増えていく。ASDやうつ病はその典型である。

先にも述べたが、発達障害は、診断をつけることによって新たな治療が開始されたり、これまでの治療方針が変更されたり、診断によって初めてこれまでの生きづらさの意味が理解できたりする場合は、診断基準を満たさなくても、その傾向が存在するとして診断する意味がある。しかし、はっきりと診断をつける場合は、発達障害の範囲は狭く、かつ厳密にとる必要があるのである。

2. 発達精神病理学とは何か

　子どもの場合，発達に伴って診断が変遷していくことが見られる。それにともない，対応も変化していく。これを学ぶ学問を発達精神病理学と呼ぶ。例えば，当初はADHDの診断であった子どもが，思春期に達すると反抗挑発症の病態を呈し，青年期には素行症に発展していく，いわゆるDBD（Disruptive Behavior Disorder）マーチ[10]という変遷を示す子どもがいる。あるいは，当初はいわゆる不登校を呈し，診断は適応障害であった子どもが，家に引きこもるうちに典型的なうつ病の病像を呈するようになって抗うつ薬を使用するようになり，その後双極性障害に発展していくケースなどがある。

　しかし，自然にこのような発展を示すわけではなく，それぞれの発達段階において，同年代との対人交流の問題や子育て不全などの家族関係の状況などが，この発展を促進したり，防いだりするのである。

　発達精神病理学は，発達に沿った病理の展開を明らかにする。リスク因子となる要因を明らかにし，さらにその相互関係を解明する。このような作業によって，初めて，介入および予防の可能性が明らかになっていく[11]。人間の感情，思考，認知はどのように発達し，変化していくのだろうか。それを学ぶのが発達精神病理学である。

　ここで症例を提示しながら，発達精神病理学的な検討を行ってみたい。本症例においても，症例を掲載することに関して，その主旨を十分に説明し，本人および保護者の同意を得た。また，症例の記載に際し，匿名性が保たれるよう十分に配慮した。

3. 症例呈示

【症例B】男性，初診時8歳9カ月，小学3年生
【主症状】多動，授業中に教室から飛び出してしまう，感情のコントロールが困難

【家族歴・生育歴】初期運動発達に遅れはみられなかった。人見知りは目立たなかった。言葉の遅れ，反響言語，助詞の誤用などはなかった。1歳半健診

でも問題は指摘されなかった。しかし，母親は幼少時より，多動で落ち着きがなく，思い通りにいかないと癇癪を起こす傾向に気づいていた。Bが2歳頃より，父親から母子ともに暴力を受け，母親はうつ病で精神科に入院し，Bは一時養護施設に預けられた。その後両親は離婚し，現在母子および母方祖母との3人暮らしである。幼稚園でも多動で，落ち着きなく，順番を待てず，衝動的で，思い通りに行かないと他児に暴力を振るったりすることが目立った。Bは他児と遊ぶことを好むが，一方的なため，友達からは敬遠され，集団行動に不適応を示した。一人でいる時は，アニメのキャラクターにこだわりがあり，その絵ばかり描いていた。

【現病歴】小学校入学後，多動で落ち着きなく，席に座っていられない。面白くないと，授業中教室を飛び出してしまうことがしばしば認められた。退屈すると，前の席の子の頭を叩いてしまったりするようになった。一方，イライラすると，我慢できずに自傷をしてしまうこともあった。

母親によれば，小学2年時，担任教師に反抗的な態度を示すため，担任教師から頭を叩かれたり，足を蹴られたりという体罰や暴言を受けたという。2学期頃から，突然体罰を受けた情景が頭の中に浮かぶようになり，激しくおびえて，自分の頭を何度も叩いたり，太ももを引っ掻いたり，頭を壁に打ちつけたりすることがみられるようになった。それにともない多動で落ち着きがないところや教室を飛び出してしまうことが著しくなっていった。母親が児童相談所へ相談したところ，体罰によるPTSDの可能性を指摘され，小学3年生の5月に当科を初診した。担任教師は小学3年より交代した。

【初診時所見】140cm, 50kgとやや肥満体型である。初対面の医師に対しても，あまり緊張感はなく，親しげに話しかけてくる。母親が話し出すと，たちまち注意がそれて，机の上の物を触ったり，立ち歩こうとする。母親と話している間に絵を描いてもらうと，集中して何枚もの非常に精巧で上手な絵を描いた。

初診時はうつ状態および不安状態は認められなかったが，小学2年生の2学期の状態は，うつ病と診断することが可能であり，PTSDの診断基準も満たしていたと考えられた。

ADHD-RSでは，不注意得点22点，多動・衝動性得点26点と高く，不注意

項目では4項目が「非常にしばしばある」, 5項目が「しばしばある」であり, 多動・衝動性項目では, 8項目が「非常にしばしばある」, 1項目が「しばしばある」であった.

【治療経過】まず, 新しい担任教師, 教頭および母親を交えて対応の方法を検討した. 主治医からBの状態を説明し, 共通の理解のもとで, 学校全体で対応を統一していくこととした. また, 教頭が空いている時間に可能な限りBについて見守ることになった. その結果, 同級生に対する暴力行為はほとんどなくなり, 教師に対する安心感が増して, フラッシュバック様の不安・不穏状態も消失した.

ところが, 教頭が不在時の教室からの飛び出しがむしろ増加し, 安全の確保が困難な状態になったため, 薬物療法としてメチルフェニデート18mg／日を開始した. その結果, 教室からの飛び出しが減少し, 27mg／日に増加したところ, 教室からの飛び出しはまったくなくなり, 席に座っていることができるようになった.

しかし, 母親は「行動は改善したが, 本来のBではない気がする」と述べた. 服薬2カ月後頃から, イライラ感が出現し, 些細なことで落ち込んだり, 気分が高揚したりする. 家ではむしろ退行し, 母親にべたべた甘えてくる. 診察室では絵を何枚も描くのが好きだったが, 1枚も描かなくなってしまった.

小4になり, 信頼していた担任と教頭が転勤し, さらに不安定になることが多くなった. イライラして激昂したり, 逆に落ち込んだりすることが目立った. 1日の中で感情が激変するようになり, 高揚して誇大的なことを言ったり, イライラして暴力的になったり, 特に誘因なく急激に落ち込んでメソメソと泣き出したりするようになった. 家でも退行が激しくなり, 高揚して大声で歌を歌ったかと思えば, 急に死んでしまいたいと言い出して, 包丁を持ち出すこともみられるようになった. またそれらが混合した状態も認められるようになった.

明らかなうつ状態と躁状態の急激な交代, および混合状態が認められると判断し, 小4の5月からメチルフェニデートを中止し, バルプロ酸200mgを開始し, 400mgまで漸増した. その結果, 3週間後には気分は明らかに安定して, 穏やかになった. うつ状態や躁状態, あるいは混合状態は認められなくなり,

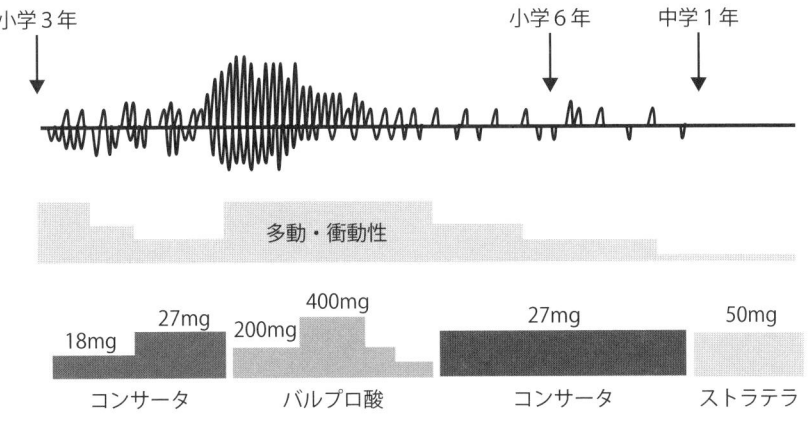

図3　症例Bの病像の変遷と薬物療法

母親は「久しぶりにB本来の姿に戻った」と述べた。診察室でも生き生きとした表情になり，再び好きな絵を何枚も描くようになった。

ところが，気分は安定したものの，多動，落ち着きのなさ，席に座っていられない，他児への暴力，教室からの飛び出しはまったくもとに戻ってしまった。この時点で気分はおおむね安定したと判断し，バルプロ酸を中止し，メチルフェニデート27mg／日に変更した。多動・不注意は比較的速やかに消失した。副作用の頭痛のためアトモキセチン50mgに変更したところ，さらに安定した状態が続いたため，服薬は中止となった。

その後現在に至るまで，うつ状態，躁状態，あるいは混合状態は出現していない。また注意・多動・衝動性においても安定した状態が続いている。しかし，コミュニケーションの障害および社会性の障害のため，友達ができず，不登校傾向が目立った。学校を休んで他校の非行仲間と交友関係をもち，補導されたりと素行面での問題行動が出現した。現在残っている症状は，コミュニケーションの障害，社会性の障害，こだわり行動というASD症状が主である。経過図を図3に示す。

経過中に行った心理検査の結果は，WISC-IIIは全IQ 87（言語性IQ 82，動作性IQ 94）であるが，下位項目間のばらつきが顕著であった。群指数では言語理解86，知覚統合103，注意記憶65，処理速度72と，言語理解や知覚統合

に比べて注意記憶が有意に低い。また，いわゆる SCAD プロフィールの特徴とされる「記号探し」「符号」「算数」「数唱」の評価点が低い傾向がみられる。

　診断は双極性障害であるが，うつ状態および躁状態の持続期間を考慮すると，特定不能の双極性障害に該当する。生育歴，心理検査，面接時の様子を総合して判断すると ADHD は明らかに存在する。また社会性の障害，コミュニケーションの障害，こだわり行動も存在し，自閉スペクトラム症の診断基準に該当する。

　【小括】本症例の病像は，1 日のうちでもうつ状態と躁状態が急速に交代する日内交代型，あるいは躁・うつ双方の症状が混在する混合状態など独特の状態を呈した。うつ状態および躁状態の持続期間は短いため，DSM-IV-TR[1] 診断では，特定不能の双極性障害の診断となる。躁状態では，高揚気分や誇大性が認められることもあるが，むしろ易刺激性，易怒性，情緒不安定な状態が主である。

　本症例においては，母親がうつ病という遺伝歴があり，父親からの暴力および両親の離婚という家族機能の障害が存在し，生来性の自閉スペクトラム症および ADHD をもち，メチルフェニデートを服用していた。また，学校では担任教師からの体罰・暴言行為があり，直前には信頼していた教師との離別体験が存在した。これらの諸条件が相互に関連して，急速交代型（日内交代型）で躁・うつ混合状態という独特の病像を呈したと考えられる。治療としてはバルプロ酸が奏効し，比較的速やかに安定が得られた。しかし，メチルフェニデートを中止したとたんに，多動，落ち着きのなさ，衝動性は再燃したため，再びメチルフェニデートを服用して，安定した状態となった。その後アトモキセチンをへて服薬を中止した。躁うつ症状はほぼ寛解状態であるが，ASD の症状が残存している。

4．発達精神病理学的視点からの考察

1）症状の変遷と環境因子の関係

　本症例の症状の変遷と環境因子の関係を図 4 に示した。それをもとに，発達精神病理学的視点から検討してみたい。

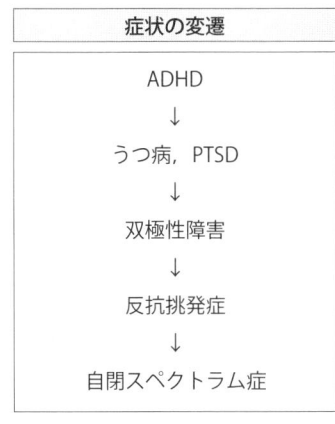

図4 症状の変遷と環境因子の関係

　本症例は，初診時に典型的な ADHD の病像を呈していたが，そこには遺伝的要因だけでなく，父親からの DV，両親の離婚などの家庭的な要因や施設入所などの環境要因が影響していたと考えられる。初診の 6 カ月前には，母親のうつ病の悪化や担任教師の体罰・暴言などにより，うつ病および PTSD の診断基準を満たしていた時期があったと考えられた。

　また，ADHD の治療としてメチルフェニデートを使用したところ，多動・衝動性および不注意に関しては改善が認められたが，イライラ感，抑うつ気分，高揚気分，退行などの気分の不安定さが出現した。さらに，信頼している教師との離別体験を契機に，1 日のうちでもうつ状態と躁状態が急速に交代したり，躁・うつ双方の症状が混在する混合状態など独特の状態を呈し，双極性障害と診断した。メチルフェニデートを中止し，バルプロ酸に変更したところ，気分の変動は改善したが，再び多動・衝動性および不注意は再燃した。そこで再びメチルフェニデートに変更することによって，多動・衝動性および不注意だけでなく，気分の変動も安定した状態となった。

　しかし，コミュニケーションの障害および社会性の障害のため，友達ができず，他校の非行仲間と交流をもち，素行面での問題行動が出現した。一時期，反抗挑発症および素行症の診断基準を満たした。最終的には ASD の諸症状が残存している状態である。

2）発達と環境

　症例Bの経過を見ていくと，発達と環境の関係の重要さをつくづく考えさせられる。同じ遺伝的なリスクをもっていても，劣悪な環境のもとでは，子どもはさらに重症で複雑な病態に発展していく。それは逆に，良質な環境を整え，発達促進的なアプローチをすることによって，病態が明らかに改善し，成長・進化していくともいえるのである。

　発達精神病理学は，発達に沿った病理の展開を明らかにする。リスク因子となる要因を明らかにし，その相互関係を解明することによって，介入および予防を行っていく。適切な介入は遺伝的な発展を変えうるのである。

　薬物療法についても，発達に沿った病態の展開にどのように寄与するのかを，たえず検討していく必要がある。いま使用している向精神薬が，10年後，20年後の状態にどのような影響を及ぼしているのかを想像しながら処方しなければならないのである。処方することにどんなリスクとベネフィットがあるのか。逆に，処方しないことにどんなリスクとベネフィットがあるのかを考えなければならない。

V　子どもの心の診療とは何か──おわりに代えて

　まず，目の前の子どもと対面して，この子は「何を苦しんでいるのか」「その苦しみはどこから生まれてくるのか」「その苦しみを軽くするにはどうしたらよいか」を考える。想像力を最大限に働かせて，子どもを徹底的に理解し，全体像を把握しようと試みるのである。

　子どもの面接において重要なことは，この子の診断が何かだけでなく，発達の問題がどの程度認められるのか，そして健康なところがどの程度認められるのか，家族はどうか，家族を支える人たちはいるか，学校が抱える力はどの程度か，などの多面的な理解と，個々に則したきめ細やかな援助が求められるのである。

　同時に，この子の10年後，20年後，つまり成人期を明確に意識しながら子どものケースに接する必要がある。そのために，今ここでしなければならないことは何か，可能な援助は何か，どのような人たちと連携していく必要がある

かをつねに考えていくことが重要である。逆に，青年期・成人期の人と面接する時には，この人はどんな発達を遂げ，何が発達を妨げたのか，どんな苦難を乗り越えて，いま支援者の前にいるのかを考えながら支援していく。

　子どもの臨床は大変な面ももちろんあるが，子どもには，成長・発達というプラスの推進力がある。例えば，うつ病においても，摂食障害においても，病気の真っ直中では大変だが，大人と比べて間違いなく良くなる。その臨床を目の当たりにした時，大きな達成感と充実感を経験する。

　発達精神病理学的に子どもの経過を追っていくと，さまざまな発達段階におけるリスク因子の有無，環境の影響，介入の有無が相互に，重層的に働いていることが明らかになる。人間を長いスパンで立体的に見ることができる。どのような介入が発達を促進し，どのような療育が病的発展の予防につながるかが明らかになる。「人間とは何か」という深い洞察が得られるのである。

　このようなエキサイティングでかつクールな児童精神医学を一緒に学びませんか。

文　献

1) American Psychiatric Association (2000) Diagnostic and Statistical Manual of Mental Disorders, 4th Edition Text Revision (DSM-IV-TR). American Psychiatric Publishing.
2) American Psychiatric Association (2013) Diagnostic and Statistical Manual of Mental Disorders, 5th Edition (DSM-5). American Psychiatric Publishing.
3) 青木省三 (2012) ぼくらの中の発達障害．ちくまプリマー新書．
4) 傳田健三 (2014) 子どものうつ 心の治療―外来診療のためのステップ・アプローチ．新興医学出版社．
5) Goodman, R. & Scott, S (2005) Child Psychiatry, Second Edition. Blackwell Publishing.（氏家　武，原田　謙，吉田敬子監訳 (2010) 必携 児童精神医学―はじめて学ぶ子どものこころの診療ハンドブック．岩崎学術出版社）
6) 原田　謙 (2009) 子どもの精神医学的診断の考え方．(齊藤万比古編) 子どもの心の診療入門．中山書店．
7) 本田秀夫 (2013) 子どもから大人への発達精神医学．金剛出版．
8) 村瀬嘉代子 (2009) 子どもと大人の心の架け橋―心理療法の原則と過程（新訂増補）．金剛出版．
9) Rutter, M. (2010) Child and adolescent psychiatry: Past scientific achievements and challenges for the future. Eur Child Adolesc Psychiatry, 19; 689-703.
10) 齊藤万比古 (2000) 注意欠陥多動性障害とその併存症．小児の精神と神経，40; 243-254.
11) 杉山登志郎 (2014) 児童青年期の精神疾患―基盤となること．(森　則夫・杉山登志郎・岩田泰秀編) 臨床家のためのDSM-5 虎の巻．日本評論社．

第Ⅱ部
さまざまな子どもの病態への対応

第2章

自閉スペクトラム症
――自閉症の兆候をもつ乳児の診断

黒川新二

I　はじめに

　発達の障害は，子どもと環境との相互作用のなかで現れ，進行する。したがって，早い時期に，障害が固定しないうちに，リスクのある子どもを発見して，より良い発達プロセスを歩むことができるように治療や援助をすることが望ましい。

　筆者が属していた市立札幌病院静療院児童精神科グループは，乳児期に自閉症の兆候をもつ子どもを発見し，養育と発達とを援助することを試みた。その経験に基づき，自閉症の兆候をもつ乳児の診断について述べる。

II　自閉症の子どもの乳児期に関する，先行する知見

1．養育者が回想する自閉症の子どもたちの乳児期

　自閉症の幼児の生育史を聴取した時に，養育者が，この子には乳児期から問題があったと述べることは稀ではない。筆者は，市立札幌病院静療院受診児童で，初診が2002年，初診時年齢が6歳以下，診断が自閉症の幼児33人について，養育者の回想情報を調べた。養育者が回想した乳児期の問題の内容と割合は以

下の通りである。「声をかけても声のする方を見なかった」「目が合わなかった」という問題が33人中10人にあった。「おとなしすぎる赤ん坊だった」「泣いてばかりだった」「人見知りせず、親の後追いがなかった」「乳児期の模倣芸をしなかった」という問題が33人中15人にあった。

この回想調査では、33人のうち計25人（75％）に、乳児期の異常ないし兆候があった。自閉症では、乳児期に兆候が出現することが少なくないことを推測させる結果だった。

2．神戸大学の新生児・乳児研究

神戸大学精神医学教室は、1970年代から、新生児・乳児の発達に関するコホート研究を行っていた。H県のY町の全出生児を、新生児期、3カ月、6カ月、1歳で診察し、神経学的発達と人への反応等について調査した。筆者は、1977年から1987年まで、この研究に参加した。H県Y町の出生児数は1年間に約100人であり、筆者は10年間で約1000人の乳児を診察、ないし陪診した。この約1000人の乳児の中に、1ケースだけ、自閉症の兆候をもつ乳児がいた。月齢6カ月で、目が合わない、笑わない、低筋緊張という特徴の乳児だった。

1970年代には自閉症の有病率は0.04％だったので、1000人中1ケースという発見率は順当と考えられた。そして、自閉症の乳児期兆候を知るための前方視的研究は、一研究グループのマンパワーでは遂行できない試みであると感じさせた。

Ⅲ　乳児健診で発見できる自閉症の兆候

1970年代・1980年代のコホート研究では、自閉症の兆候をもつ乳児に出会うことが難しかったが、2000年代になると、地域の母子保健従事者が対人反応に問題をもつ乳児に気づき、筆者ほか児童精神科医師へ相談に来るようになった。1970年代・1980年代にはなかったことである。この変化は、自閉症の有病率の変化と対応しているのだろう。自閉症の有病率は、1970年代には0.04％、2000年代には0.5％ないし1％である。有病率の増加が、対人反応に

問題をもつ乳児の発見機会の増加に対応していると考えられる。

　現在，対人反応に問題をもつ乳児はどの程度いるのだろうか。筆者は，乳児健診従事者の協力を得て，2003年に，S市N区の4カ月健診で対人反応に問題をもつ乳児を発見する試みをした。この時の4カ月健診受診児は約1000人であり，対人反応に問題をもつ4カ月児は17人だった。「目が合わない」「呼んでも声の方向を見ない」「あやしても笑わない」という徴候をもつ場合に，対人反応に問題をもつ，と判断したのだが，全受診児の1～2％が対人反応に問題をもっていた。対人反応に問題をもつ乳児の割合は，1970年代・1980年代のコホート研究では0.1％であり，2003年の4カ月健診調査では1.7％に増加していた。

　以上は前置きであり，本題に入る。乳児健診から紹介されて受診したケース，および，養育者が気づいて直接受診したケースの診察所見をもとに，乳児期に出現する自閉症の兆候を説明する。通常診断を行う幼児期であれば，自閉症の症状は，①人との関係のあり方の障害，②言語・身振り・表情・情緒的交流の障害，③興味や行動が限局的・強迫的であること，である（DSM-Ⅳ-TR[1]等を参照）。乳児期にも，これに対応する症状が出現する。乳児期前半では，①目が合わない・人への関心が薄い，②表情・感情表出が乏しい，③特定の事物に強い関心をもつ，という症状である。次のケース要約で，実際の症状を通覧していただきたい。

Ⅳ　乳児症例の要約

・乳児A，5カ月
　親が通りかかっても見ない。あやすとほほえむが，笑い声を出さない。
　抱き上げると顔を見ない。水流を凝視する。紙をクシャクシャにすることに熱中する。普通の声が消え，甲高い声を出す。

・乳児B，4カ月
　目が合わない。あやしても反応しない。天井を見て笑う。宙を見て甲高い声を出す。

・乳児C，5カ月

　人の声の方を見ない。天井や，掲示してある地図に熱中する。発声が少ない。特に母親を見ない。

・乳児D，4カ月

　抱くと目を見ない。人の声の方を見ない。あやすとほほえむが，笑い声を出さない。天井や，室内灯のヒモを見て笑う。

・乳児E，5カ月

　人の声の方を見ない。あやすとほほえむが，笑い声を出さない。発声が少ない。特に母親のあやしに反応が乏しい。

・乳児F，4カ月

　母親が抱くと母親の目を見ない。母親が呼ぶと向かず，父親が呼ぶと向く。あやしても笑わない。発声が少ない。赤い物や壁の絵を凝視する。

V　症例提示

　3症例を詳述する。なお，個人を特定できないように，細部を変更して記述した。

1．乳児A

　育児経験をもつ人から，「Aちゃんは，おとなしすぎるし，あやしても反応しない」と言われて，心配になり，友人に相談したところ，筆者の外来を受診することを勧められた。

　【乳児A，初診時】初診時，月齢5カ月。近づくと医師の顔を見た。硬い表情をしている。医師があやすと，Aは微笑むが，笑い声が出ない。母親は「Aはまだ，あやされて声を出して笑ったことがありません」と語った。医師と会った時のAの硬い表情は乳児の人見知りの表情と同じだが，Aは母親に対しても，硬い，緊張した表情をする。家族を含むすべての人間に人見知りのような硬い表情をする。

　ベビーベッドに寝かせると，Aは吊り下げ玩具を熱心に見つめ，母親が近づ

いても，母親の方を見ない。母親が抱き上げて，名を呼び，笑いかけた。しかし，Aは母親の顔を見ない。母親がAと目を合わせようとすると，Aは顔を別の方向へ向け，母親の目を見ようとしない。母親は「抱いたり，あやしたりする時には，Aは目を見てくれません。少し離れた位置にいる時に，目が合います」と語った。

母親がAを抱いて洗面台へ行き，水を流して見せると，Aは目を見開いて水流を熱心に見つめている。母親は「Aは，いつも水流を熱心に見つめます。紙を握ってクシャクシャにすることも好きで，そればかりしています」と語った。

Aは，診察室では，ずっと声を出さなかったが，突然「キャー」と甲高い声を出し，高ぶった表情をした。その甲高い叫び声が，不満の表出なのか歓喜の声なのか，母親にも医師にも理解できなかった。母親は「もっと小さい時には，『ウー，クー』という赤ちゃんらしい声を出していました。このごろ，声を出しません。そして，こういう叫び声を出します」と語った。

Aは，好きなものであれば，手を伸ばして引き寄せたり，つかんだりできる。ただ，Aは手に持っている物を奪われても，怒りを表出せず，表情を変えない。医師は，イナイナイバーをするために，Aの顔にハンカチを被せた。すると，Aはまったく身体を動かさなくなった。ハンカチをつかもうとすることも，頭を振って振り払う動作もしない。

【解説】第1に，Aは，人間への注目の発達が，月齢相当ではない。通常の発達であれば月齢3カ月で人間への関心が物への関心よりも強くなるが，Aは，母親が近づいてきても，吊り下げ玩具ばかり見ている。また，Aは，親への選択的愛着の発達につまずいている。5カ月であれば，いつも一緒にいる親と見知らぬ他人との差がわかりはじめる。そして，愛着の対象が決まってくる。Aは，まだ，医師にも母親にも，同じように微笑んだり，同じように緊張した表情をしたりしている。

さらに，対人反応に異常がある。近づいて顔を向き合わせると，母親と目を合わせない。

第2に，感情表出が月齢相当ではない。通常の発達であれば，月齢4カ月であやすと声を出して笑うが，Aは，一瞬微笑むだけである。また，通常の発達

であれば，月齢5カ月で，持っている物を奪われると「ウーン」と声を出して怒るが，Aは怒りを表出しない。

さらに，感情表出の異常がある。Aは表情が乏しく，ほとんど表情を変えない。また，背景感情を推測しにくい甲高い発声と興奮がある。

第3に，特定の事物への熱中がある。水流眺めや紙クシャクシャ遊びのような，自閉症の子どもたちによく見られるような事象への熱中がある。

【乳児A，6カ月】Aは寝返りができる。ズリ這いを少しする。母親が離れた所からAの名を呼ぶと，Aは母親の顔を見た。けれども，母親が抱き上げると，母親の顔を見ない。

母親が「私は上手に子どもをあやすことができなくて悩んでいます」と言うので，母親にAの相手をしてもらって，観察した。母親は，子どもを笑わせようと熱心に働きかけた。ベッドに仰臥しているAの顔を見つめ，呼びかけ，笑いかけた。Aは，顔と顔とが対面する形になると，目をそらしてしまう。Aが良い反応をしてくれないので，母親は呼びかけと笑いかけを続けながらAの両手を持ち，呼びかけ声に合わせて小さく揺らしてAを面白がらせようとした。しかし，Aは顔を横に向けていて母親を見ていない。両手を母親にゆだねて，知らんぷりをしている。Aが反応しないので，母親はAを抱き上げ，高い高いをして喜ばせようとした。「Aちゃん，たかいたかーい」と声をかけて，Aを持ち上げて，Aと目を合わせようとする。持ち上げられると，Aは顔を下へ向けたり横へ向けたりして，母親の目を見ない。

2．乳児B

母親は，月齢2カ月頃から，Bが大人の目を見ないことが気になっていた。4カ月健診で，その相談を受けた健診担当者がBを見ると，Bは健診担当者の目をまったく見ない。また，Bが何を注視しているのかもわかりにくい。そのため，筆者の外来へ紹介されて来た。

【乳児B，初診時】初診時，月齢4カ月。Bをベッドに寝かせ，医師がBと顔を合わせると，Bは医師の目を見たり見なかったり。母親は，「この1週間の間に，目が合うことが増えたのです」と語った。次に，医師が，抱き上げて，

Bの顔を見ながらあやしてみた。抱かれていると，Bは医師の目をまったく見ない。次に，母親がBを抱いて，抱きながらあやした。母親であれば，目が合っている瞬間がある。Bは，あやされていても一度も微笑まない。

　母親がBをベッドに寝かせると，小さなグズリ声を出したが，すぐおさまった。母親は，仰臥位のBを上から見つめて，笑顔でBの名を呼んだ。しかし，Bは母親の顔を見ていない。天井を見ているようである。母親が繰り返しBの名を呼んだが，Bは母親とは目を合わさず，天井を見つめている。そしてBは，天井を見たまま微笑んだ。母親は，「Bは，自宅でも，天井を見ながら微笑んでいます。天井と壁との境目を見ているようです。天井を見ながら『キー』という甲高い声を出すこともあります。どうして『キー』という声を出すのか，不機嫌であるためにその声を出すのか，それとも，嬉しくてその声を出すのか，家族にもわかりません」と語った。

3．乳児C

　4カ月健診で，問診票の「あやすとよく笑いますか？」という質問項目を見て，母親が「Cはあまり笑いません。問題があるのでしょうか」と訴えた。健診担当者がCをあやしてみると，笑わないだけでなく，目を合わせない。そのため，筆者の外来へ紹介されて来た。

　【乳児C，初診時】初診時，月齢5カ月。ベッドに寝かせると，じっと天井を見ている。医師が呼びかけたが，天井を見つめたまま医師の方を見ない。母親は，「呼びかけると親を見てくれることもあるのですが，オルゴールメリーなどを見つめている時には，呼んでも親を見てくれません」と語った。

　母親がCを膝の上に座らせる姿勢で抱き，医師がCと対面すると，Cは医師の顔を見ず，支えている母親の腕に顎を押しつけるような姿勢で，視線を下方に向けている。不機嫌そうなブスッとした表情であり，呼びかけてもその表情が変わらない。医師がCを抱き上げ，あやすと，医師の目を見るようになった。あやし続けると，やっと少しだけ微笑んだ。笑い声は出ない。また，関わっていても，Cはほとんど声を出さない。

　【乳児C，6カ月】月齢6カ月の診察。医師が抱き，壁の地図に近づくと，

Cは地図を見つめた。母親が側方からCの名を呼ぶが，Cは呼びかけに反応せずにじっと地図を見つめている。母親が何度も何度もCの名を呼ぶと，やっと呼びかけ声の方向へ顔を向けた。母親がさらに名を呼んだが，Cは母親ではなく，母親と並んで立っている祖母をチラッと見ただけだった。そしてCはすぐに地図に向き直り，地図を見つめ，地図の方向へ身を乗り出した。医師はCが地図に触れることができるように地図に近づいた。Cは手を伸ばして，地図に触れた。そして図柄をつかもうとした（図柄を背景からつかみ取ろうとしているように見える動作である）。図柄をつかみ取れないので，Cは図柄をこすり取ろうとするような動作をした。Cは顔を赤くして興奮しながら，手を強く図柄にこすりつける動作を繰り返した。

　母親に再びCの名を呼んでもらった。繰り返して呼んでもらうと，Cは呼びかけ声の方向を見たが，やはり，声を出している母親ではなく並んでいる祖母を見た。それで，母親は祖母から少し離れてCの名を呼んだ。それでもやはり，Cは祖母を見て，母親を見ない。医師がCを抱いて，Cを母親と祖母に向き合わせた。母親と祖母はCに呼びかけ，笑いかけた。今度は，Cは母親と祖母とを見て微笑んだ。しかし，微笑んだだけであり，母親や祖母へ，手を伸ばすことも身を乗り出すこともない。微笑みも数秒間であり，すぐに別の方向を向いてしまった。母親は，「Cは，自宅でも，私が呼ぶとあまりふりむきませんが，祖母であればふりむくことが多いです。あやすのも，私があやすよりも祖母があやすほうが，Cは微笑みます」と語った。

　【解説】自閉症の兆候のある乳児では，目の合いやすさ・合いにくさが，条件によって異なる。ケースの過半数が，Cと同じように，他の家族とは目が合いやすく，母親とは目が合いにくい，という特徴をもっていた。また，ケースのほとんどが，接近している時に目が合いにくく，離れた位置にいると目が合いやすい，という特徴をもっていた。

　Cでは，事物への過剰な熱中がはっきり見られる。人間にはあまり関心を向けずに，地図に熱中している。人間に対して感情をほとんど表出しないのに，地図に対して，とても興奮している。

VI 自閉症が疑われる乳児の診察

　自閉症が疑われる乳児に出会った場合には，次の３点について，発達評価を行う．対人行動，感情表出，対物行動，の３点である．

　対人行動の評価

　対人行動が月齢相当であるか否かを判定する．また，「目を合わせない」などの特徴的な徴候の有無をみる．

　対人行動は，次のようであれば，月齢相当である．

　３カ月では，物品よりも人間に注目する．

　４カ月では，あやされると声を出して笑う．

　５カ月では，ある人間と他の人間とを区別しはじめる．

　８カ月では，相手も自分と同じように，見たり，感じたり，意図したりするものであることがわかる．共同注視と対人参照が出現する．

　対人行動が未発達であり，かつ，特徴的な徴候があれば，自閉症のリスクが高い乳児と判断する．

　感情表出の評価

　感情表出が月齢相当であるか否かを判定する．また，「表情が乏しい」「甲高い声を出す」「喜んでいるのか怒っているのかがわからない興奮を示す」などの特徴的な徴候の有無をみる．

　感情表出は，次のようであれば，月齢相当である．

　４カ月では，あやされると声を出して笑う．

　５カ月では，持っているものを奪われると「ウーン」と声を出して怒る．

　感情表出が未発達であり，かつ，特徴的な徴候があれば，自閉症のリスクが高い乳児と判断する．

　対物行動の評価

　物の認知や操作が月齢相当であるか否かを判定する．また，特定事物に熱中するという特徴的な徴候の有無をみる．対物行動は，次のようであれば，月齢相当である．

1〜4カ月では，何か状態変化を引き起こした行動を繰り返そうとする。握ると手ごたえがあればまた握ろうとする。

4〜8カ月では，事物に特定の変化を起こそうと意欲する。吊り下げ玩具を動かそうと，手足をバタバタする。

8〜12カ月では物の実体性を認識する。見えなくなってもどこかにあるとわかる。物の性質や構造を知る探索行動をする。

対物行動が普通に発達し，かつ，特徴的な徴候があれば，自閉症のリスクが高い乳児と判断する。自閉症の乳幼児の対物行動は，発達良好であることが多い。

Ⅶ 自閉症の兆候をもつ乳児の追跡調査

市立札幌病院静療院児童精神科グループは，自閉症の兆候をもつ乳児のその後の発達を追跡調査した。その結果の一部を紹介する。本日の出席者に，乳児期診断の意義を判断していただくために，紹介する。

調査の対象

対象は，筆者たちが自閉症のリスクが高いと判断した子ども14人である。初診時月齢は，2カ月が1人，4カ月が3人，5カ月が2人，6カ月が6人，7カ月が2人である。

精神発達に関する調査結果

幼児期後半以後に，新版K式発達検査を実施した。検査実施時の年齢は，最少年齢4歳2カ月，最長年齢6歳10カ月である。結果は，DQ50〜70が2人，DQ70〜85が0人，DQ85〜99が1人，DQ100以上が11人だった。

調査対象の大半が正常域の発達指数だった。この結果の意義は，今後の考察に任せたい。

自閉症の症状に関する調査結果

幼児期後半以後に，広汎性発達障害日本自閉症協会評定尺度（PARS）[2]を用いて，自閉症の特徴の程度を判定した。結果は以下のとおりである。

成長途上で症状が最も強かった時についての評定

14人の評定点は11〜38点であり，全員が幼児期ピークのカットオフの9点以上だった。14人は，乳児期から追跡調査時点までの間で，自閉症と診断することが可能な特徴を確かにもっていたといえる結果である。

追跡調査時点での自閉症の症状の評定

PARSを実施した年齢は，最少年齢5歳2カ月，最長年齢12歳7カ月である。14人の評定は，カットオフを超えている者が5人，カットオフを下回る者が9人だった。なお，幼児期のカットオフは9点，小学生のカットオフは13点である。

成長後も明らかな自閉症特徴をもち続けていた子どもは，5人（36％）だった。この結果の意義も，今後の考察に任せたい。

Ⅷ　おわりに

自閉症が疑われる乳児の診断について述べた。そして，筆者が自閉症のリスクが高いと判断し，養育と発達とを援助した乳児たちの追跡調査の結果を紹介した。本章が，乳幼児の発達診断や自閉症の早期療育に携わる場合に参考になれば，幸いである。

文　献

1）American Psychiatric Association（2000）Diagnostic and Statistical Manual of Mental Disorders, Fourth Edition, Text Revision: DSM-Ⅳ-TR, APA.（高橋三郎，大野　裕，染矢俊幸訳（2004）DSM-Ⅳ-TR 精神疾患の診断・統計マニュアル新訂版．医学書院）
2）ＰＡＲＳ委員会（2008）広汎性発達障害日本自閉症協会評定尺度．スペクトラム出版社．

第3章

注意欠如・多動症

田中康雄

I　はじめに

本章では，注意欠如・多動症（Attention-Deficit/Hyperactivity Disorder：以下 ADHD）について，その概要を纏めたものである。

II　歴史的変遷

ADHD は，おそらく 1845 年，ドイツの精神科医 Heinrich Hoffman の描いた絵本『もじゃもじゃペーター』のなかの「じたばたフィリップのおはなし」として初めて記載されたといわれている[3]。そこには，椅子をグラグラ動かし続ける落ち着きのないフィリップが，食事の載っていたテーブルクロスと一緒に椅子とともに後ろに倒れてしまうという姿が描かれている。その後の両親の困惑と怒りは，われわれの臨床場面での相談内容とも重なり，まるで ADHD の特異的症状をもつ子どもとその家族の日常を思わせる。

これが，年齢不相応の著しい多動性，衝動性，不注意を示す子どもたちに対する精神医学的障害として認識され現在に至るまでにさまざまな紆余曲折が継続されている。

表1は，Barkley[3] を参考に筆者が作成した ADHD の歴史的変遷である。

表 1　ADHD の歴史的変遷

	年代	キーワード	診断名の変遷
1	1900-1959	脳損傷	1902 年：道徳的統制の異常な欠如（abnormal defect of moral control） 1947 年：脳損傷児（Brain Injured Child） 1959 年：微細脳損傷（Minimal Brain Damage；MBD）
2	1960-1969	多動性	1962 年：微細脳機能不全症候群（Minimal Brain Dysfunction Syndrome；MBD） 1963 年：学習障害（Learning Disabilities；LD） 1968 年：子どもの多動性反応（Hyperkinetic Reaction of Childhood；DSM-II） 1969 年：過動症候群（Hyperkinetic Syndrome）
3	1970-1979	キャリーオーバー	診断名の変遷としては空白の時期 病態生理学，成人への移行などに注目が集まりはじめる
4	1980-1989	診断分類学への関心 不注意優勢 多動性優位へ	1980 年：多動を伴う／伴わない注意欠陥障害（Attention Deficit Disorder with and without Hyperactivity；DSM-III）：不注意 1987 年：注意欠陥多動性障害（Attention-Deficit Hyperactivity Disorder；DSM-III-R）：不注意の衰退
5	1990-1999	成人例への注目 生物学的接近	1993 年：多動性障害（ICD-10） 1994 年：注意欠陥／多動性障害（Attention-Deficit/Hyperactivity Disorder；DSM-IV）
6	2000-	神経画像検査と分子遺伝学の台頭 二次障害との関係 成人の ADHD の治療	2000 年：注意欠陥・多動性障害（Attention-Deficit/Hyperactivity Disorder；DSM-IV-TR） 2008 年：日本精神神経学会は ADHD の日本語を注意欠如・多動（性）障害とした 2013 年：注意欠如・多動症（Attention-Deficit/Hyperactivity Disorder；DSM-5）

（DSM はアメリカの精神医学協会による診断基準で DSM-II は第 2 版，DSM-III は第 3 版，DSM-IV は第 4 版，DSM-IV-TR は第 4 版のテキスト改訂版，DSM-5 は第 5 版を意味する。ICD は国際疾病分類で，ICD-10 は第 10 改訂版を意味する。）

　最初に注意力に問題がある子どもの存在に注目したのは，Still [20, 21] である。彼は，愚行を繰り返す感情的な子どもの自験例（年齢分布が 4 歳 8 カ月から 13 歳半の 20 例）について検討し，「道徳的統制の異常な欠如（abnormal defect of moral control）」と命名した。さらに，特徴として，情動抑制の欠如や衝動的な行為，反社会的な言動をあげ，男児に多く，2 歳までに気づかれることなく，3 歳以降遅くとも 8 歳までに明らかになると指摘している。そして，脳炎や脳腫瘍の罹患歴も無視できないと述べた。筆者は，この時点で Still が，

①生来的あるいは乳児期早期の病気による発達上の障害と，②後天的な障害により，獲得された能力の損失，という二つの原因を想定していたことに驚きを覚える。そして彼は，特別な教育環境の必要性を強く強調した。

何事も，医学の発見は，典型例の集積から始まる。その意味で，Still の見解は，現代においても重要な示唆を与えていると思われる。

歴史は，しばらく器質的な問題にその原因を求めていた。しかし，その追求の限界と，原因を追求しない DSM 診断基準の台頭により，症状レベルの優劣からの診断分類学へ，その関心が傾いていった。途中，児童から成人への移行，予後調査などから，ADHD をもち続ける成人例へも関心が広がり，現在は，より精緻な原因究明と成人例への対応が検討されているといえよう。また，二次障害の検討や，被虐待体験をもつ子どもにも ADHD 様症状が見られることから，その鑑別や関係についても議論されるようになった。これもすでに Still が想定した発達上の障害，後天的な障害のなかに，養育・保育・教育面という生活の課題が含まれると考えることもできる。

Ⅲ　診　断

これまで使われてきた診断基準 DSM-Ⅳ-TR[1]では，7歳までに，2カ所以上で6カ月以上に渡り認められ，他の障害の経過中の症状では説明できない，並はずれた不注意性，多動性，衝動性の有無と程度から診断してきた。具体的な言動は，ちょろちょろ落ち着かず，ひとときもじっとしていない，人の話を最後まで聞かない，うわのそらで何かと忘れ物が多い，約束や決まりごとを守れない，待つことが苦手で説明半分で手をつけ失敗する，せっかちですぐにいらいらする，おしゃべりが止まらない，などがよく見られる。

これらの言動は，子どもたちにとって，多かれ少なかれ認められるものであるが，その症状により，社会的，学業的，または職業的機能に躓きを認めるほどの，すなわち日常生活を送る上での困り感，生きにくさという感覚が自・他覚されているほどのものであると規定される。

2013年に改訂された DSM-5[2]では，2カ所以上で6カ月以上に渡り認めら

れ，他の障害の経過中の症状では説明できない，並はずれた不注意性，多動性，衝動性の有無と程度という見解は変更されていないが，そもそもADHDという障害が，はじめて発達障害のカテゴリーに組み込まれた。DSM-Ⅳ-TR[1)]では，注意欠如および破壊的行動障害というカテゴリーで素行障害や反抗挑戦性障害と一緒に位置づけられていた。まさに「道徳的統制の異常な欠如」グループとして理解されていたかのようである。DSM-5[2)]からは，神経発達症群という大きなカテゴリーに従来の知的障害や広汎性発達障害などが組み込まれ，一部名称も変更され，ADHDもここに位置づけられた。

　他にDSM-Ⅳ-TR[1)]時代との違いをいえば，その症状の存在が7歳以前までとあったのが，12歳までに認められればよいこと，および，症状必要項目が，不注意9項目中6項目以上，17歳以上の青年成人期では5項目以上，多動性・衝動性も9項目中6項目以上，17歳以上では5項目以上と，17歳以上の青年成人期で若干緩和されたこと，そしてこれまで併存症状として認められていなかった広汎性発達障害（DSM-5[2)]では自閉スペクトラム症）の併存が認められたことが大きいことであろう。

　特に症状項目に大きな変化がないなかで，いくつか変更されたことでADHDの診断にどのような変化が生じるだろうか。

　ひとつは，症状確認の年齢のデッドラインが12歳までに引き上げられたことで，それまで見つけにくかった，あるいは気づきにくかった方にも関心注目が置かれるようになったといえよう。さらに，17歳以上の青年成人期で必要とされる症状項目が緩和された点では，成人に向かうにしたがい，症状レベルではやや改善していても，その生活の難しさや苦しさそのものに変化が見られない17歳以上の青年成人期にも診断と治療の必要性を認めたことで，支援の幅が広がったといえよう。最後は，それまで頑強に否定されてきた自閉スペクトラム症との共存を認めたことである。これは，臨床場面で多く遭遇する事象であり，これも支援の幅を広げたことといえる。

　これに対して，Frances[10)]は，①ADHDの明確で顕著な症候は7歳かそれ以前までに現れていなければ診断しないようにすべき，②（成人期での症状数の緩和は）成人のADHDの流行診断を助長する，という危惧を主張している。

筆者もその趣旨は理解できる。しかし，ここに潜むのは,「精神医学全般に潜む診断の難しさ」でもある。

そもそもわが国は，DSM に頑迷に依拠しているわけではなく，公的福祉書類は ICD-10 [32] に依拠するなど，折衷的である。さらに，そもそもドイツ精神医学から始まった歴史的背景から，未だに伝統的診断を抹消していないなど，ある意味柔軟，ある意味ケースバイケースでの対応判断をしている。

筆者は，「発達障害」とはそもそもその特性の有無を巡っては常に境界不鮮明なものであると理解している。その上で，子ども時代から連綿と続く，生活の困難さに対して「仮説」的に発達障害，ここでは ADHD の存在を疑い位置づけることで，その方や関係者の支援の枠が狭められないことにこそ，この診断名の存在意義があると思っている。

Ⅳ　ADHD の疫学

統計的には，ADHD と診断されるかたはどの程度おられるのだろうか。DSM-Ⅳ-TR [1] では，ADHD の有病率（あるいは発生確認率）を学齢期の子どもの 3 ～ 7% としているが，母集団の取り方などによって変動することを指摘し，性差については病型により異なるがおおよそ 2：1 から 9：1 と男児優勢としている。一方，ICD-10 [32] による多動性障害の有病率は 1 ～ 2% であり，両者に大きな開きを認める。

DSM-5 では，子どもで約 5%，大人で 2.5% と初めて大人に言及した。さらに子どもで 2：1，大人で 1.6：1 と若干男性が優位で，女性では不注意傾向が男性よりも目立つとした。

成人の疫学調査はこれまでも少なく，Wender [30] は 2 ～ 7% 程度と推定し，Barkley [3] は 4.8% という数値を成人の有病率として妥当であろうと述べている。Clarke ら [6] は，3 ～ 10% を学歴期の有病率（あるいは発生確認率）と想定し，その 30 ～ 50% が成人に移行するという Weiss ら [29] の論文を引用し，1 ～ 5% という成人の数値を掲げている。こうしたこれまでの数値からすると，DSM-5 はやや控えめな数値であるともいえよう。

V ADHDの原因

1990年のZametkinら[33]による画像所見と1994年のFaraoneら[9]による遺伝的研究により，ADHDが生物学的な特徴をもち得る障害であることが示唆された。

画像診断的には尾状核，前頭前部，脳梁，小脳に何らかの異常が指摘され，前頭前部−線条体神経回路の機能障害が示唆されている。

脳−心理機能からの検討では実行機能の障害，さらに実行機能障害と報酬系の強化障害を並列したdual pathway modelが注目され，最近では，実行機能障害と遅延報酬障害に時間処理障害を組み込んだtriple pathway modelが，脳構造画像研究との重なりも含め関心を集めている[19]。

実行機能とは，非言語性ワーキングメモリー，言語性ワーキングメモリー，感情・動機・覚醒の自己制御，再構成の4つからなるもので，ADHDでは行動抑制がうまくいかず，反応遅延が難しいため，この実行機能がうまく働かないと考えられる。実行機能障害は，経験や知識などに基づいた選択や判断に支障を来すといわれる。さらに，ADHDでは予測が的確でなく，失敗に過敏で衝動性も高いため，意志決定と報酬を予測する機能がうまく働かないという報酬系の障害があるといわれている。報酬系の障害があると，頑張ることでより大きな報酬を手に入れるという我慢が効かないことになるといわれている。ここに最近は時間処理機能の障害がADHDにはあると考えられてきた。これは時間的不注意，段取りの悪さなどを意味する。このSonuga-Barke[19]らによる実行機能障害，報酬機能障害，時間処理障害によるtriple pathway modelでも，ADHDが完全には説明がつかない部分は残されている。しかし，この病態仮説は，後述する薬物療法に一定の有用性を示唆している。

神経伝達物質における検討では，ドーパミン・トランスポーター遺伝子の検討が進んでいる。ドーパミンは，本来運動や認知機能に重要な役割を果たしている。ドーパミン・トランスポーター（dopamine transporter：DAT）は前シナプス膜上に存在し，シナプス間隙のドーパミンを細胞内へと迅速に再吸

収する役割をもっている。ADHDでは，このDATの遺伝子が変異し，過剰に存在するDATや再吸収の効率のよいDATとなることで，ドーパミンが放出されても，ドーパミン受容体に結合する前に再吸収され，本来のドーパミンによる情報伝達が阻害されると考えられている。Hawiら[14]によると，現在DAT1，DBH，DRD4，DRD5，といった候補遺伝子とADHDとの結びつきの可能性が検討されてきているという。さらにセロトニン・トランスポーター（serotonin transporter：SLC6A4）やセロトニン受容体遺伝子（serotonin（5HT）type-1B receptors：5HT1B）の関係[26]やノルアドレナリンに関連したa-2A交感神経受容体遺伝子（alpha-2A adrenergic receptor gene：ADRA2A）などの遺伝子研究が行われている[28]。これらは日進月歩の変化を遂げていくものと思われる。

遺伝学的研究では，家族内発現の調査や双生児研究などの遺伝的要因も検討されていた。ADHDにおける双生児研究などから示された75〜91％[25]，あるいは40〜90％[31]という高い遺伝率を背景に，今後も検討される分野であろう。

周産期とADHDとの関係ではvan den Berghら[27]が胎生期の母親の不安との関係を指摘し，Langleyら[17]は妊娠中の喫煙とADHDの関連について，喫煙群では非喫煙群の2倍ADHDが認められるという傾向を見出した。妊娠中のアルコール摂取については，胎児性アルコール症候群（Fetal Alcohol Syndrome：FAS），アルコール関連神経発達障害（Alcohol-Related Neuron-Developmental Disorder：ARND）という診断名が知られており，田中[22]の報告によると，FAS（ARNDを含む）の73％にADHDを認めたという。さらに出現頻度は確認されていないが，被虐待児にADHD様行動が認められたという報告[16]もある。

ADHDには，こうした多様かつ相互的な関与の存在が検討されており，Ellison[8]が示唆したように，現時点ではbio-psycho-socio-ecological disorderという視点で考えることが妥当ではないだろうかと思われる。

第3章　注意欠如・多動症　55

乳幼児期	学童期	思春期	青年・成人期	
ADHDの基本症状 多動 衝動性 注意散漫 集中欠如 養育者の苦悩	周囲からの叱責と失敗体験の積み重ね なげやり、ひねくれ 回避としての攻撃性 嘘、無視	自己肯定感の低下 なげやり 対人関係の躓き 孤立・孤独感 自己防衛としての攻撃性、ひきこもり、反社会的行為	抑うつ状態 無気力・回避 不安状態 人間不信 自己防衛としての攻撃性 希死念慮 反社会的行為	生活の困難さ

ADHDの基本症状は常に存在し続ける

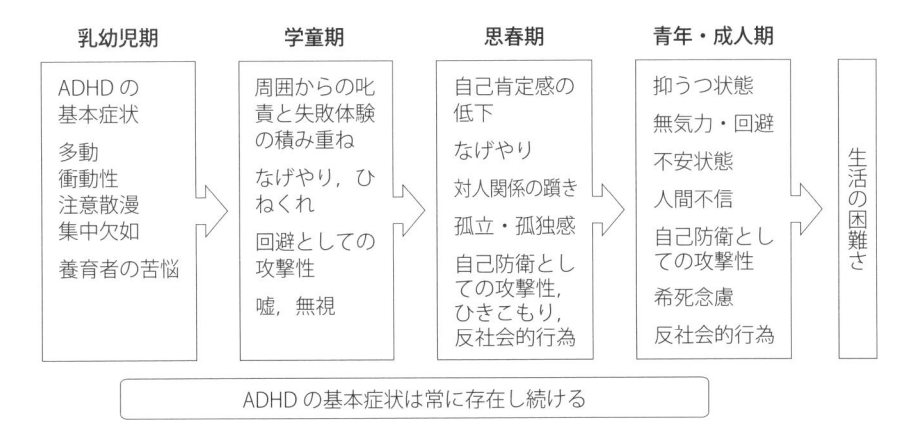

図1　ADHDという生活特徴が作り出す生活の困難さ

Ⅵ　ADHDの年代による特徴と支援

　図1[24)]は，ADHDがあることで，生きづらさが生じる可能性を示したものである。ここから豊かな生活へ置換するため，必要な応援策を検討する必要がある。

　以下ではライフステージに沿っての生活特徴と，その時期における応援策について提案していく。

1．乳児期

　この時期早々に医療福祉機関が介入して応援することは，ほとんどないだろう。

　筆者は，相談にみえた養育者から，この時期を聴き取ることが少なくない。後に母親にこの時期を振り返ってもらうと，よく泣いて，なだめることが難しい，なかなか夜に寝ついてくれずに苦労したといった，非定型的な特徴が語られることがある。親にとっては，育てにくさを感じさせやすい子どもといえよう。おそらく母親は，この子の育てにくさはどこからきているのだろうと不思議がり，内心，親としての力不足などが関係しているのではないかと自分を責める心情をもちながら，一喜一憂のなかでわが子と向き合っていると思われる。

大切なことは，その後の養育者と会う時，この時期があったこと，この時期の思い，育児に疲労感と強い戸惑いと自責の念があったことを想像することであろう。

2．幼児期

1歳半，3歳児健診の頃である。健診時期をほとんど問題なく通過していることが少なくないが，歩き始めも1歳前と早く，日々の生活では基本症状である多動性が目立ち始める時である。買い物先で行方不明になったり，交通事故の心配をしたり，養育者は気の休まる時がない。当初，言葉が遅めだったが，話し始めると一気に言葉が増え，とてもうるさく，時に養育者の気持ちを逆なでする。情緒的には，がまんがなく我が強く，周囲からするとわがままで自分勝手にみえて，対人面では叩くといった乱暴な行動もあり，養育者は周囲から意見されたり，自分自身否定的な思いが強まることがある。

この時期の関与は，保健師が自宅訪問し，通常の生活場面の養育状況を観察し，誰が育てても難しさを感じる子どもであることを告げ，養育者，特に母親は子育てに多大なエネルギーを要する状況にいることを労い，子育て相談を兼ねた適切な育児休暇，休息を勧める。日々の母親の心構えとしては，完璧を目指さず，「ほどほどの親」で十分であることを伝える。時に親が周囲から「（子どもの言動が改善されるからという意味で）愛情をもって関わるよう」指導されることもあるが，これは親にとっては，己の養育姿勢を否定批判されたと感じ，非常に傷つく。こうした追い詰めが時に不適切な養育（maltreatment）の素地となることもあるので，応援する側は充分に配慮すべきである。

3．幼稚園・保育園期

保育園・幼稚園という集団生活を経験する頃である。子どもが過ごす家庭以外の生活の場所で，他者からの言動評価を受けることになる。

状況的にも，ADHDのある子どもは，基本症状が最も目立つ時期となる。彼らが示す多動性や衝動性（待てない，せっかちな行動）や，何度注意しても改まらない不注意からのミスは，明らかに周囲にとって「困った行動」とみな

されやすい。友達との折り合いが当然うまくいかないことが多い。本人が一番困っていることが，周囲を困らせているという二重に苦しい時期である。そのため，当初はどうしても厳しい叱責を受けやすく，それが頻回に繰り返され続ける。子どものなかには，集団から疎外され，仲間はずれにもあいやすく，自己違和感や自己評価の低下を漠然と実感しはじめ，悔しい気分や惨めな思いを漠然ともつこともある。時に，チックや抜毛，吃音などが認められることもある。

　この時期，日々向き合い子どもの育ちに丁寧に関わっている保育士の役割は大きい。保育士は親のこれまでの子育てを責めずに，養育の大変さを労い，適切な休暇を勧め，ささやかな子どもの成長を共に喜ぶための情報伝達を心がけるとよい。この時期の医療機関への早急な診断・相談の勧めは慎重に行うべきであろう。実際に多くの養育者は，漠然と医療機関へ行く必要性を感じはじめながら，わが子のこれからの育ちと変化に期待しているものである。養育者も実感している，わが子にあるかもしれない障害が明確となる受診には，極めて大きな親の決断が求められる。その決意に至るまで，話をし，支え続ける人として筆者は保育士に期待している。

　この頃から就学後早期まで，養育者にとって効果的なものとして「ペアレント・トレーニング」がある。「ペアレント・トレーニング」とはADHDのある子どもの言動を理解し，行動療法に基づく効果的な対応を，同じ境遇にいる親たちとともに学び，話し合い，練習して，よりよい親子関係作りと，子どもの対人関係技法の向上の手助けを目指すものである。

　すでにいくつかの翻訳書や実践書があり，詳細はそちらを参照してほしいが，一般的には，10回1クールとし，1グループを親5～6名で構成し，1セッションを90分程度にしているところが多い。子どもの行動を理解し，その行動に対してどのように向かいあうことが効果的かを行動科学的に学ぶ。子どものよい行動に対して効果的な褒め方を，よくない行動には効果的な関わり方を学び，家庭で実践し，その結果をグループで評価する。プログラムのなかには，親子で過ごす時間の楽しみ方や薬物療法のレクチャー，関係機関との連携方法などを盛り込んでいるところもあるし，1クールを4回とか5回と短くして継続参加しやすくする工夫をする場合もある。

効果としては，これまで否定的あるいは行動修正にばかり熱心な親が，自然体の子どもを肯定的に注目することや，注意する時に冷静に落ち着いて穏やかに関わることで，わが子を愛おしく思えたり，関わりに自信を取りもどすことがある。一方で，これまで以上に子どもの行動を見つめることで，逆に事の大変さを自覚し，ストレスが増強する場合もある。同じ悩みをもつ親同士のグループなので，個人として責められ重荷を背負う雰囲気が少なく，孤立しないで自助グループ独特の安心感を得ることに意義があるともいえるが，そのグループに馴染めない場合，新たな挫折感を抱かせてしまうこともある。

　どの治療法にも絶対がないように，ペアレント・トレーニングも，訓練内容，養育者の心の状態や家族環境などと，子どもへの思いや子どもの重症度など，慎重に有効性の検討を行い，場合によっては，養育者に積極的な個別心理治療を優先するほうがよい場合もある。

　一方で子どもの生活を支える保育士への応援も求められる。保育士の役割は，子どもの様子を丁寧に観察し，親と一緒に具体的な関わりの必要性を説明し，試し，結果を共有した上で，さらに検討・修正し，試し続けることである。さらに保育士は，他の子どもたちがADHDのある子どもの不注意や衝動性からケガを負わないように注意する必要もある。組織の保身ではなく，このことでADHDのある子と家族の情緒を傷つけ，親子共に集団あるいは地域から阻害されることがないようにするためである。

　そのため保育士同士の連絡連携と事例検討会は重要となるであろう。ここでは事例検討法のひとつ，インシデント・プロセス法を紹介する。

　インシデント・プロセス法とはグループ検討方式の一つで，報告者がレジメや資料作成という物理的負担から開放され，参加者に苦言を呈される精神的負担がなく，参加者からたくさんの助言をいただけるという方法である。事例提示者が5分間程度，苦慮している事柄を伝え，参加者と周辺情報を一問一答形式で意見交換し，1時間程度で事例のイメージを固めた上で焦点を絞り，その後30分程度，参加者全員が報告者の「苦慮している言動」に対する対応策をそれぞれ披露する，報告者は結果的に参加者全員のアイディアを入手することができる。

また，卒園前には親の承諾を得た上で就学先への情報提供も検討する。その内容は，どのような対応で落ち着き，このような声かけは好ましくないといった具体的なほうが役立つ。可能であれば，園と学校が適宜顔を合わせての話し合いができるとよい。

4．学童期

小学校低学年時期は，まだADHDの基本症状が目立っているが，高学年になると次第に多動性は目立たなくなることが多い。それだけに低学年時期からの適切な応援が必要不可欠となる。

授業中，先生の話に集中できず大きな声をあげる，何度も離席する，指名されるまえに質問に答える，些細な事で声を荒げる，手が早く出てしまう，課題に最後まで取り組めずに投げ出してしまう，小学4年生頃からは周囲から無視され，直接名指しでからかわれやすく，孤立しやすく，学習に取り組めず投げやりになる，などを認めることが多い。自宅でも4年生前後から，親への反抗的態度や，度重なる叱責を逃れるために「すぐにばれる嘘」をついたり，家族を対象に繰り返される暴力，金品持ち出しなどが認められることもある。

高学年に向かうにしたがい，さまざまな二次的な問題を抱えやすくなる。

応援としては，学級環境を整備して言動の修正を図ることにある。DuPaulら[7]は，ADHDと慢性的な学習不振や限局性学習症の重なりが20～40％程度認められると報告し，①限局性学習症があるので，ADHD的行動が出現する，②ADHDの主症状のために二次的に学習不振が生じる，③限局性学習症とADHDの二つが併存している，という3つのタイプでは支援方法が異なるため，それぞれの状態を把握することの重要性を指摘している。

教室の運営は，まず子どもの言動を観察して吟味することから始める。どういった状況で，何が生じたか記録にとる。その上でクラス環境を検討する。注意散漫になりやすい子であれば，窓際や廊下側で後方の席では，授業に集中できないことが容易に判断できるだろう。教師のそばに座らせ，周囲の友達の配慮により注意集中しやすい環境が準備できるかもしれない。教師の声かけはメリハリをつけ緊張感は維持したい。気をそぐ華やかな，それでいて授業と直接

関係のないポスターなどは教室から排除しておく。結局は勉強に集中しやすい環境を作ることである。多動傾向のある子には動ける保障をする。教師判断で，いつどの程度動いてよいか，教室を出ていって保健室で休ませることも視野に入れて指示する。抑制がきかずにしゃべり出す，走り出す衝動行為には，事後注意しても，子どもにとっては，ただただいつも叱られたという経験が積み重ねられるだけで，有効ではない。教室や廊下に，正しい言動を書いたポスターを貼り，適宜その文章を読ませて気づかせることのほうが有用となる。例えば，教室で先生が指名する前に答えてしまう子どもには，「手を挙げて，指名されたら答えよう」というポスターを貼っておき，指名前に出し抜けに答えた時，叱らずにそのポスターを指差し，その子に気づいてもらう。気づいてから正しい行動を促し，それができたら誉める。してしまった行動を叱っても，する前には戻れない。ならば，したことに自分から気づき，してよい行動に自ら切り替えられた体験をしてもらい，それをよくやったと評価したいものである。

すでに DuPaul ら[7] は，以下のような調整方法を推奨している。

①物理的スペースを見直す（気が散りそうなものを隠すなど，身近な環境整理）
②活動の準備を，ひとつずつ順を追って行う（一度に説明しない）
③毎日のスケジュールと活動の切り替えの様子を評価して，修正を検討する
④多彩なカリキュラムで飽きさせない
⑤指示は一人ひとりに明確に与える
⑥支援する大人の配置数を増やす

同時に，「当たり前のことを，諦めず丁寧に指導していく」ということもポイントになる。さらに DuPaul ら[7] は，「介入方法を選ぶ際は，子どものニーズを何よりも優先する」，「介入方法は個人別に作成」し，「画一的なアプローチは取ってはいけない」と述べている。重要な指摘である。

その介入の効果判定に，行動評価スケールが役立つこともある。ADHD に関しては，日本語版の ADHD-RS という評価スケールで，介入前と介入後チェックすることができる。

さらに DuPaul ら[7] は，学生同士による学びあい（peer tutoring）として，

二人で協力して学習活動を行い，一人が相手に対して援助，指導，フィードバックを与える指導法を提唱し有効な結果を得たという。

また，教師は，両親と頻回に情報交換をすることが重要である。それも，何ができないとか，周囲が何に困っているかという負の情報だけでなく，できたことや周囲から感謝されたことなど，正の情報を多く伝えるべきである。時に，親と教育関係者は互いに責任を押しつけ，感情的にぶつかりあい，悪循環化しやすい。その打開には，ソーシャルワーカー的視点に立つ第三者的役割の存在が必須となる。文部科学省が提唱した「特別支援教育コーディネーター」や，養護教諭などに期待したい。教師の活躍を個人技とせず，学校全体で共有し，職員室では子どもたちの様子が明るく活発に語りあえる環境作りに，管理職は努力してほしい。

学童期になると，薬物療法の検討も可能となる。現在わが国で小児から成人までの ADHD 薬として認可されているのは，methylphenidate 徐放剤（以下コンサータ®）と atomoxetine（以下ストラテラ®）の2剤である。

（1）コンサータ®：中枢神経刺激薬

コンサータ®は，現在 18mg，27mg，36mg の錠剤があり，いずれも浸透圧を利用した放出制御システムが採用され，服薬後1時間以内に塩酸メチルフェニデートの放出が始まり，10時間以上持続するため，朝1回の服用でよい。

作用機序は，シナプスに放出されたドーパミンやノルアドレナリンの再取り込みを抑制することで脳内のドーパミン，ノルアドレナリンの濃度を上昇させ，その結果前頭部の脳機能を賦活させ，注意集中を改善すると推定されている。副作用は，頭痛，腹痛，イライラ感，食欲不振とそれによる体重減少，入眠困難を主とする睡眠障害，社会的ひきこもりなどで，時に，めまい，不機嫌，嘔気，口渇，便秘，動悸，血圧の上昇，頻脈，皮膚の発赤，一点凝視などがある。

時に強い不安や緊張，興奮，うつ状態を悪化させるため注意が必要で，チックや甲状腺機能亢進症のある方にも適さない。

コンサータ®は，適正流通管理体制が敷かれていて，適切に診断された患者さんに対して適正に使用されるよう，処方する医師，医療機関，薬局が登録制となっている。

(2) ストラテラ®：非中枢神経刺激薬

前頭前野の神経終末にあるノルアドレナリン・トランスポーターを選択的に阻害し，ノルアドレナリンあるいはドパミンの再取り込みを阻止する選択的ノルアドレナリン再取り込み阻害薬である。再取り込みを阻止することで，前頭前野のドーパミン，ノルアドレナリンの濃度を上昇させる。なお，本剤は，線条体と依存形成に関与するといわれる側座核のドパミン濃度を上昇させないことで，依存，濫用につながる危険性が低いといわれる。一方でコンサータ®が即効性があるのに比べ，ストラテラ®は最大効果が得られるまでに4～6週間ほどの服用期間が必要となる。副作用は，悪心，嘔吐，腹痛，頭痛，動悸，体重減少などで，時に，下痢，めまい，頻脈などがある。

林[15]は，triple pathway modelとモノアミン代謝からみたコンサータ®とストラテラ®に期待できる効果を考察し，両者の対象症状の差別化を試みている。それによると，コンサータ®は実行機能障害と遅延報酬障害に効果が期待でき，ストラテラ®は，実行機能障害と時間処理障害に効果が期待できるという。今後，その妥当性の検討が求められる。なお，この両者は併用注意とされている。

いずれにしても筆者は，薬物療法が奏功した場合，薬物により改善したのではなく，「お薬を使ったことで，キミの本当の力が出たんだね」と認識させ，励ますことを重視している。服用後に行動面だけでなく書字がきれいになり，学習成果も向上した少年や，絵がきれいに描けて周囲から褒められた少女が，「先生，ボク（ワタシ）の本当の力ってすごいんだよ」と誇らしげに語ったこともあった。

この時期，親のペアレント・トレーニングは，これまで以上に有用性を増す。また，子どもに対する個別精神療法的関与が奏功する時期でもある。この時期は[24]にあるように，ADHDの基本症状に加え，「周囲からの叱責と失敗体験の積み重ね，なげやり，ひねくれ，回避としての攻撃性，嘘，無視」といった言動が認められやすい時期となる。精神療法的関与により，勇気づけ，自信回復してもらい，自尊感情や自己評価の低下の回避を計りたい。

6．思春期

　前述した複雑な気分を引きずりながら思春期を迎える。そもそも思春期は，自分は何者か，自分はどう見られているか，といった自己評価，他者評価に過敏な時期でもある。他者からの助言や意見に対して，個人攻撃されたと取りやすく，周囲から信用されていないといった不全感を抱きやすく，外部からの情報などに影響を受けやすく，感情的にも揺れ動く時期でもある。すなわち，不安で自信なく，憂うつ感を抱いているかと思えば，非常に主観的，自己中心的で，きわめて断定的な決めつけをし，なんでもできそうだといった万能感を抱きやすい時でもある。その一方で「今しかない」といった焦り，衝動性も強い。そして常に大人や社会全体を，あるいは自分自身さえも受け入れたくない，といった拒否感や反発と，それらを受け入れよう（受け入れねばならない）とする肯定感の狭間で困惑し続ける。こうした矛盾に満ちた日々を送っているのが思春期の子どもといえる。

　するとADHDのある子どもは，図1に示したように，「自己肯定感の低下，なげやり，対人関係の躓き，孤立・孤独感，自己防衛としての攻撃性，ひきこもり，反社会的行為」といった状況にエスカレートする可能性が高くなる。

　DuPaulら[7]も，この時期には，これまで述べてきたような対応だけではうまくいかず「注意が必要である」と述べている。

　対応としては，自尊感情の低下，抑うつ気分として認められる情緒的問題や，かんしゃく，怒り，暴力，非行等の二次的問題と向き合う必要がある。

　本人の隠れた長所に注目し，生きるための損得勘定を伝える。信頼し難い大人にも，時に信頼に値する大人の存在に気づける状況を提案する。個別の精神療法や，大学院生レベルの青年期にいる方に家庭教師として関わってもらったり，経験的には，時に新任の教師や塾の先生が学童期に欠落した親友体験のやり直しのような役割をもつこともある。いずれにしても生活のなかで成長目標となるモデル（role model）に登場してもらいたい。

　親には，時間が解決してくれること（成長を意味しているわけだが）を伝え，それまでは耐えてほしいと伝える。このころ家族内で，両親や，きょうだい

が，別のSOSを発信して，改めてその方にも治療的関与が展開する場合がある。また子どもの巣立ちの準備や仕事の責任が肥大する時期とも重なり，夫婦のライフサイクルに変化が生じ，例えば単身赴任や，舅・姑の介護など，それぞれ奮闘努力し疲弊状態がピークに達していることもある。家族全体が危機的状況を迎えている場合もある。時に養育者がうつ状態や不安状態といった精神科的症状を示すこともあり，その精神科医的治療を検討しなければならない場合もある。治療の焦点が移動し拡散することもある。

　思春期の終焉が大学あるいは就労というほどほどの自立ということであると，養育者以外の応援が強く求められる。

　学校関係者は，二次障害が認められた時は，特性から生じた二次的問題との理解を示し，安易に「わがまま，勝手」と決めつけず，さりげなく心配しているというサインを出すことと，時に先手を打って相談するということも必要である。就労か進学かは，なかなか決めがたく悩ましいところでもある。高校は，こうした者たちの手厚い支援の最後の砦であるが，実際，高校に至っての退学も少なくない。ADHDと診断された高校生の25%は正規に卒業できないという報告もある。狭義の学業に拘泥せず，教師は生徒とともに悩みながら，生徒の自己決定を保障してほしい。

7．二次障害を応援する

　よく，発達障害の支援で重要なことは二次障害を派生させないこと，といわれる。相談にみられる親からも「これは，二次障害なのでしょうか」，「二次障害にならないように，どう関わればよいでしょう」という質問をされるが，筆者は，二次障害とは，実は成長過程にほぼ当然生じる成長の証であり，問題は本人の苦しみの程度であろうと伝えるようにしている。せっかく思春期を迎えたことで表出できるようになったことを受け止め，親には，その行為の後ろにある心に向き合い，今を大切に過ごすことと，共にどう成長していくかと考えたほうが得策だろうと伝えている。

　その意味で，筆者は二次障害の出現は思春期の精神的自立を応援するチャンスと思っている。二次障害は，いずれも身近な他者を巻き込む力をもっている。

その巻き込みを介して，思春期に悩む子どもに新たな他者を対峙させることができるように思う。そのためにも，巻き込まれた他者，大人の相談先をきちんと確保していくことが非常に重要な応援となる。

8．青年・成人期

日常生活では仕事が長く続かない，精神的な不調感を訴えやすい，アルコールその他の薬物を濫用しやすい，整理整頓ができない，忘れっぽい，計画自体を失敗しやすい，ものをなくしやすい，計画の変更ができない，時間の管理ができない，などがよく見られる。当然，大人社会からの信用を失いやすく，失敗感，達成感のなさから気分障害や不安障害に似た状態を示し，時に精神科外来を訪れる。

この時期には，図1[24]に示したように「抑うつ状態，無気力・回避，不安状態，対人不信，自己防衛としての攻撃性，希死念慮，反社会的行為」といった状態を示している場合もある。

ギリギリまで取り組もうとしない傾向，不満耐性の低さ，気分の不安定感，挫折感，自尊心の低さといったADHDの基本的特性には継続的に「生活の応援」を行う。仕事に就いてからも随時助言してもらえる人といった，ライフサポーター，ジョブコーチの存在が期待できる。

思春期以降から継続している二次障害，あるいは新たに精神障害が合併していると思われる状態では，標的となる症状に沿い，狭義の医療的治療（薬物・精神療法）を積極的に実施する必要がある。

Ⅶ　予　後

ADHDの長期予後については，かつてはCantwell[5]による，成長に伴い症状消退30%，症状継続40〜60%，他の精神科的共存症状など，事態が悪化している状態と評価できるものが10〜30%という報告が中心であった。

ADHDが発達障害という括りで国際的に認識された以上，症状消失というよりも環境適応のなかで特性が目立たなくなった，あるいは加齢による生活

の変化のなかで追い詰められ，特性が治療を求めるほど顕在化している，という考え方も可能となる。例えば，Ellison[8]は，青年期以降も70〜85％はADHDの診断がはずせないと報告している。これは，なかなか環境適応しにくいものであるということであろう。他には，Biedermanら[4]が，ADHDと診断された140名とコントロール群120名の10年間の前向き調査を行い，10年後にADHD群112名と，コントロール群105名で，他の精神障害の発現危険率を調べた。それによると，精神病，不安障害，反社会的障害，発達障害，物質使用障害において，コントロール群に比しADHD群では2倍から3倍以上の高い出現率を認めたという。またGreydanus[13]は，ADHDと診断された青年のうち，精神科的共存症状の重なる数に注目し，44％が何かしら一つの共存症状を認め，32％が二つ以上の共存症状を，11％が3つ以上の共存症状を認めたと報告した。

Ⅷ　ADHDに関連したトピックス

今しばらくADHDに対して検討すべき点は，自閉スペクトラム症との鑑別および併存を，いかに診断するかということと，被虐待児が示す精神・行動障害にADHDのある子の症状が酷似している場合があるが，これをいわゆる被虐待児症候群あるいは愛着障害として理解するべきか，ADHDと愛着の躓きの重なりと判断するか，もしそうであれば，どのような鑑別点で対応できるものかという点である。

筆者は，前者は，ADHDと自閉スペクトラム症とは本来鑑別が非常に難しい場合が多いと理解している。Gillberg[12]は，すでにDAMP（deficits in attention, motor control, and rerception：注意・協調運動・認知の複合障害）という併存そのものを容認している概念を提唱している。さらにGillberg[12]は，2010年にESSENCE（early symptomatic syndromes eliciting neurodevelopmental clinical examinations）という概念を提唱した。それは，幼児期にみられる症状で，神経発達障害すべてを包括し，さらにトゥレット障害，早発性の双極性障害や行動障害，発作性疾患を含めている。これらを早期に鑑別することは困

難で，互いに共存し，遺伝子，環境危険因子と臨床症状をも共有している。重要なことはESSENCEは診断名でなく，早期に認識し，早期に適切な対応をするための概念である。筆者は，かねてから，わが国において行われている早期発見，早期支援が，早期に無理矢理ある診断にはめ込もうとしていることに疑問を感じていた。早期発見は早い気づきに，早期支援は，じっくりとした対応と読み変えていた。このGillberg[12]のESSENCEは，その意味でまさに「本質」を突いているといえよう。

　もうひとつの，愛着の躓きとの関係については，関わりの連続性と，成長変化の連続性の有無という視点で筆者は鑑別している。発達障害のある子どもは，ゆっくりとでも，関係性を築きながら成長していく。被虐待経験をもつ子どもたちは，当初偽りの自己を前面に出して他者との関係性を築く。それは生存のためである。真の自己がときどき顔を見せる時は，同時に自虐的か他罰的な思いをもち，刹那的あるいは自己破壊的な罪悪感と共にある。長い時を経て，被虐待経験をもつ子どもは，最初に偽りの自己をもって他者と関係性を築きその後に真の自己と関係性を作るという分断解離した二段階の関わりを行う。ADHDの子どもは思春期という変化を挟んでも，やはり「連続的変化」を見せる。関わる側は，この連続性の有無により，共感能力の疲弊度が決まるので，愛着の躓きによる被虐待児の示す不連続性が，関わる側の心を疲弊させると思われる。

IX　おわりに

　ADHDのある子どもや家族への精神療法的視点は，非常に重要なテーマであるが，ここではそれに触れる余裕はない。診察の手順と精神療法的対応については拙稿[23]を参照していただきたい。

　筆者が求めるイメージは，図2[24]に示したように自らのADHDと上手に折り合いをつけて日々を豊かに生きようとすることを応援することに尽きる。

　そのために，われわれ応援する者には，ADHDに対する理解と，ADHDをもって生きる人への心からの接近と想像力が求められているといえる。

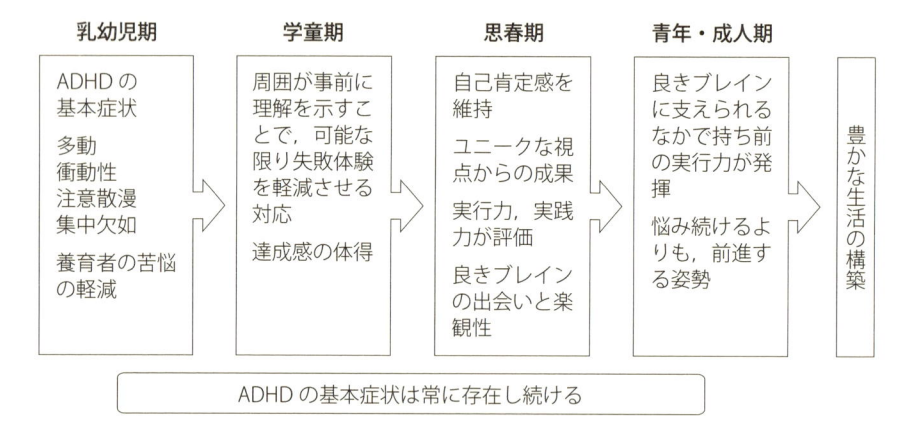

図2 ADHDという生活特徴で折り合いがつく生活

そもそも，ADHDを医学的に捉えようとすると「ADHDは，表現形としては比較的均一性をもつ用語であるが，遺伝子学的には異種性といえるものである」というRutter[18]の言葉を引用するまでもなく，混沌とした病理性に医学的な対応は苦慮している状況である。

しかし，ひとたび視線をADHDから「その人」へと移動させると，急に視界は広がるものである。それは，「境界線の曖昧な世界で区分けすることなく，個々人の心理・精神病理と，教育状況と，家族の必要性に立ち返るべき」というFurman[11]の言葉に在る。

文　献

1) American Psychiatric Association (2000) Diagnostic and Statistical Manual of Mental Disorders, Fourth Edition, Text Revision: DSM-IV-TR, APA.（高橋三郎，大野　裕，染矢俊幸訳 (2004) DSM-IV-TR 精神疾患の診断・統計マニュアル新訂版．医学書院）
2) American Psychiatric Association (2013) Diagnostic and Statistical Manual of Mental Disorders, Fifth Edition: DSM-5, APA.（高橋三郎，大野　裕（監訳）染矢俊幸，神庭重信，尾崎紀夫，他訳 (2014) DSM-5 精神疾患の診断・統計マニュアル．医学書院）
3) Barkley, R.A. (1998) Attention-Deficit Hyperactivity Diosorder A Handbook for Diagnosis and Treatment (2ed). The Guilford press.
4) Biederman, J., Monuteaux, M.C., Mick, E., et al. (2006) Young adult outcome of attention deficit hyperactivity disorder: A controlled 10-year follow-up study. Psychological Medicine, 36; 167-179.
5) Cantwell, D.P. (1985) Hyperactive children have grown up: What have we learned

about what happens to them? Archives of General Psychiatry, 42; 1026-1028.
6) Clarke, S., Heussler, H., Kohn, M.R. (2005) Attention deficit disorder: Not just for children. Internal Medicine Journal, 35; 721-725.
7) Dupaul, G.J., Stoner, G. (2003) ADHD in the Schools; Assessment and Intervention Strategies, 2ed Edition. Guiford Press.（森田由美訳，田中康雄監修 (2005) 学校のなかのADHD―アセスメント・介入方法の理論と実践．明石書店）
8) Ellison, A. (2002) An overview of childhood and adolescent ADHD: Understanding the complexities of development into the adult years. In Goldstein, S. and Ellison, A. (eds.) Clinician's Guide to Adult ADHD Assessment and Intervention. Academic Press.
9) Faraone, S. and Biederman, J. (1994) Genetics of attention-deficit hyperactivity disorder. In Greenhill, L. (ed.) Child and Adolescent Psychiatric Clinics of North America: Disruptive Disorders. Sundeers.
10) Frances, A. (2013) Essentials of Psychiatric Diagnosis Responding to the Challenge of DSM-5. The Guilford Press.（大野　裕，中川敦夫，柳沢圭子訳 (2014) 精神疾患診断のエッセンス―DSM-5の上手な使い方．金剛出版）
11) Furman, L. (2005) What is attention-deficit hyperactivity disorder (ADHD)? Journal of Child Neurology, 20; 994-1003.
12) Gillberg, C. (2014) ADHD and Its Many Associated Problems. Oxford University Press.
13) Greydanus, D.E. (2005) Pharmacologic treatment of attention-deficit hyperactivity disorder. Indian Journal of Pediatrics, 72; 953-960.
14) Hawi, Z., Segurado, R., Conroy, J., et al. (2005) Preferential transmission of paternal alleles at risk genes in attention-deficit/hyperactivity disorder. American Journal of Human Genetics, 77; 958-965.
15) 林　隆 (2013) Triple pathway modelとDefault mode network理論からみたADHDの薬物療法．小児の精神と神経，53(2); 119-124.
16) Kreppner, J.M., O'Connor, T.G., Rutter, M. (2001) Can inattention/overactivity be an institutional deprivation syndrome? Journal of Abnormal Child Psychology, 29; 513-528.
17) Langley, K., Rice, F., van den Bree, M.B., et al. (2005) Maternal smoking during pregnancy as an environmental risk factor for attention deficit hyperactivity disorder behaviour. A review. Minerva Pediatrica, 57; 359-371.
18) Rutter, M. (2001) Child psychiatry in the era following sequencing the genome. In Levy, F., Hay, A.D. (eds.) Attnetion, Genes and ADHD. Brunner-Rouledge.
19) Sonuga-Barke, E., Bitsakou, P., Thompson, M. (2010) Beyond the dual pathway model: Evidence for the dissociation of timing inhibitory, and delay-related impairments in attention-deficit/hyperactivity disorder. J Am Acad Child Adolesc Psychiatry, 49(4); 345-355.
20) Still, G.F. (1902) Some abnormal psychical conditions in children: Lancet, i, 1008-1012, 1077-1082, 1163-1168.
21) Still, G.F. (2006) Some abnormal psychical conditions in children: Excerpts from three lectures. J Atten Disord, 10; 126-136.
22) 田中晴美 (1995) 胎児性アルコール症候群．カレントテラピー，131; 118-121.
23) 田中康雄 (2008) 発達障害に対する精神療法的視点．（齊藤万比古監修）子どもの心の心療シリーズ2　発達障害とその周辺の問題，pp.223-235，中山書店．

24) 田中康雄（2013）生活障害の視点からみた成人期の ADHD．精神科治療学，28(3)；259-265．
25) Thapar, A., Holmes, J., Poulton, K., et al. (1999) Genetic basis of attention deficit and hyperactivity. The British Journal of Psychiatry, 174; 105-111.
26) Thapar, A., O'Donovan, M., Owen, M.J. (2005) The genetics of attention deficit hyperactivity disorder. Human Molecular Genetics, 15; R275-82.
27) van den Bergh, B.R., Mennes, M., Stevens, V., et al. (2005) ADHD deficit as measured in adolescent boys with a continuous performance task is related to antenatal maternal anxiety. Pediatric Research, 59; 78-82.
28) Wang, B., Wang, Y., Zhou, R., et al. (2006) Possible association of the alpha-2A adrenergic receptor gene (ADRA2A) with symptoms of attention-deficit/hyperactivity disorder. American Journal of Medical Genetics Part B (Neuropsychiatric Genetics) 141B; 130-134.
29) Weiss, M., Murray, C. (2003) Assessment and management of attention-deficit hyperactivity disorder in adults. Canadian Medical Association Journal, 168; 715-722.
30) Wender, P. (1995) Attention-deficit Hyperactivity Disorder in Adults. Oxford University Press.（福島　章，延与和子訳（2002）成人期の ADHD．新曜社）
31) Wohl, M., Purper-Ouakil, D., Mouren, M.C., et al. (2005) Meta-analysis of candidate genes in attention-deficit hyperactivity disorder. Encephale, 31; 437-447.
32) World Health Organization (1993) The ICD-10 Classification of Mental and Behavioural Disorders: Diagnostic Criteria for Research. WHO.（中根允文，岡崎祐士，藤原妙子訳（2008）ICD-10 精神および行動の障害―DCR 研究用診断基準．医学書院）
33) Zametkin, A., Nordahl, T., Gross, M., et al. (1990) Cerebral glucose metabolism in adults with hyperactivity of childhood onset. New England Journal of Medicine, 323; 1361-1366.

第4章

子どもの統合失調症

賀古勇輝

I　はじめに

　統合失調症は言わずもがな代表的な精神疾患であり，成人期の患者は精神医療関係者にとっては最も主要な治療対象である。しかし，児童思春期例となるとやや事情が異なる。児童期症例は稀であるため主に思春期症例ということになるが，成人を診療する精神科医はともすれば思春期症例の治療を引き受けることを躊躇する傾向があり，一方で発達障害児を主に診療している児童精神科医は統合失調症の治療に不慣れな場合もある。統合失調症患者においては，発症初期に適切な治療を受けられるかどうかがその後の長期予後に大きな影響を与えるが，児童思春期症例はこの不運な「谷間」のために最も重要な時期に十分な治療が提供されない恐れがある。このような「谷間」が発生しないよう，成人を診る精神科医と児童精神科医の両者が子どもの統合失調症に対する理解を深める必要がある。

　本章では，子どもの統合失調症に関する疫学や症候学，診断，治療について概観し，最後に症例を呈示する。

Ⅱ 疫学

1. 発症年齢

児童期の発症は稀であり，12歳以下での時点有病率は10,000人に0.19人と報告されている[4]。13〜14歳頃から急速に増加し，青年期の有病率は0.23%まで上昇し[12]，その後成人の有病率である約1%に近づいていくとされている。

2. 性差

児童期発症例では男性優位とする報告が多いが，年齢が上がるにつれて性差がなくなっていくとされている。統合失調症の発症は男性のほうが女性よりも約5年早く，若年発症例の男性優位の報告は，年齢層による影響を受けているのかもしれない[1]。

3. 遺伝歴

遺伝歴としては，統合失調症や統合失調感情障害，統合失調型・妄想性パーソナリティ障害などが多い[41]。統合失調症の遺伝歴をもつ割合は，17〜47%と報告されている[18]。

発症が早期であるほど遺伝負因が濃厚であるとする見解がこれまでの定説であり，数名の研究者によって報告もされているが，それらの研究はサンプルサイズが小さく，診断についての方法論的な限界を有しているとも指摘されている[32]。

Ⅲ 発症まで

1. 発症様式

児童期発症例は潜行性発症がほとんどであり[3]，青年期（18歳未満）になると潜行性発症と1年以内の前駆症状後に発症する急性・亜急性発症が混在す

第4章　子どもの統合失調症　73

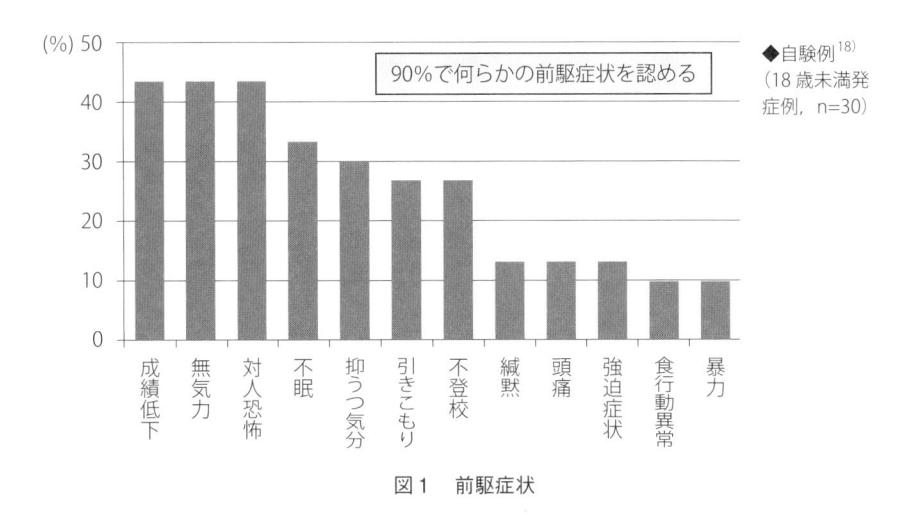

図1　前駆症状

るようになると報告されている[31]。自験例（18歳未満）でも年単位での前駆期が推測される潜行性発症の症例が50%を占めていた[18]。

　潜行性発症が多いため、介入が遅れて未治療期間（duration of untreated psychosis：DUP）が長くなる傾向があり、これが転帰不良の一因である可能性もある。このため、前駆症状や早期徴候を見落とさないことが重要である。

2. 前駆症状

　精神病症状が出現する前に、多くの患者はある程度の機能的な悪化を経験し、異常な行動や奇異な没頭、社会的ひきこもりや孤立、学業成績の低下、不快感、睡眠や食欲の問題などを呈する[1]。自験例のデータを図1に示す。90%に患者で何らかの前駆症状を認め、学業成績の低下、無気力、対人恐怖、不眠などが多く認められた[18]。

3. 早期介入

　前述のように若年発症例では潜行性発症が多いため、DUPも長くなる傾向がある。扇谷らは19歳未満発症例80例を調査し、発症年齢が低いほど発症から受診までの期間や診断確定までの期間が遷延すると報告した[37]。自験例においても5年以上も未治療のままであった症例が16.7%も認められた[18]。特

表1 初回エピソードの精神

	発症年齢（歳）	幻覚	幻聴	幻視	体感幻覚	妄想	被害妄想	注察妄想	誇大妄想	心気妄想	憑依妄想	思考障害
自験例[18]	<18	70	70	17	3	90	90	53	—	7	3	33
Kolvin ら[20]	<16	—	81	30	36	57	42	—	9	12	—	60
Werry ら[42]	<18	57	53	13	13	47	—	—	—	—	—	13
松村[29]	<16	—	58	10	—	—	62	70	6	26	6	50
安藤[2]	<16	—	73	33	33	—	47	—	—	—	—	53
松本[26]	<16	—	84	16	—	—	32	—	—	—	16	—

にわが国は医療先進国の中では DUP が長いことが指摘されており[34]，DUP を短くする努力，つまり早期介入が非常に重要である。

発症の兆候をいち早く同定して早期介入につなげるために，At-Risk Mental State（ARMS）という概念が提唱され[33]，近年精神医療においてトピックとなっている。詳細は他書に譲るが，わが国でも大学病院を中心に取り組みが広がりつつあり，東邦大学の早期精神病ユニット「イルボスコ」や富山大学のこころのリスク相談，東北大学の SAFE クリニックなどがあげられる。

Ⅳ　初回エピソードの精神症状

児童思春期発症例の初回エピソード（発症後初回の急性期）の精神症状は，成人期発症例と基本的には同じであると言われているが，その内容は発達段階に応じて違いがみられる。成人発症と比較して幻視が多く，幻聴の内容は不鮮明であったり，一過性のものが多く，妄想が体系化されることは稀であるとされ，感情の易変性や強迫症状を呈する頻度が成人例よりも多いとされている[26]。

自験例と過去の報告の初回エピソードの精神症状を表1にまとめた。

Ⅴ　診　断

1．診断基準

症状

作為体験	考想伝播	考想奪取	考想吹入	独語	空笑	歪顔	不適切な感情	感情鈍麻
23	20	7	3	—	—	—	—	57
—	21	21	18	—	42	63	54	63
—	—	—	—	—	—	—	57	—
26	26	6	6	46	38	32	—	40
7	33	27	—	47	47	47	—	13
—	—	—	—	42	21	—	—	21

(数字はすべて%)

ICD-10 や DSM-5 といった診断基準の詳細については成書を参照していただきたい。これらの操作的診断基準の運用については賛否のあるところであるが，大切なのはその使用方法である。診断基準の表面だけをなぞって，必要な項目数を数えて診断するような行為は非常に危険である。DSM-5 であれば，診断基準だけでなく，章の導入部や「診断的特徴」「診断を支持する関連特徴」「鑑別診断」などの部分を十分踏まえた上で，臨床判断を加えるべきである。

2．初診時診断

初診時の診断について，自験例では統合失調症が第一に考えられた症例が60％であり，残りの40％は当初統合失調症とは考えられず，強迫性障害や社交不安障害などの神経症圏の診断がなされていた症例が30％に上っていた[18]。他の疾患の経過中に統合失調症が顕在化するということはしばしば認めることであるが，児童思春期症例では一層の注意が必要であろう。成人発症例と比較して，児童思春期発症例は診断の困難な症例が多く，次項に示すようなさまざまな疾患との鑑別がしばしば問題となる。

3．鑑別診断

統合失調症との鑑別が問題となる疾患を表2にまとめた。特に児童思春期において鑑別に苦慮する解離性障害と自閉スペクトラム症について詳述する。

1）解離性障害

統合失調症の経過中に解離症状が出現することがあるが，統合失調症と解離

表2　鑑別診断

- 器質性精神病性障害
  - 代謝・内分泌疾患，脳炎，髄膜炎，SLE，てんかん etc.
- 物質乱用
- 気分障害
  - 双極Ⅰ型障害の発症時にしばしば幻覚・妄想
  - うつ病でときどき幻覚
- 社交不安障害，対人恐怖
  - 確信型対人恐怖，自己臭妄想，醜形恐怖，自己視線恐怖
- 強迫性障害：自生思考と強迫観念の鑑別
- 解離性障害
- PTSD：精神病様症状の出現多い
- パーソナリティ障害（統合失調型，妄想性，シゾイド，境界性）
- 自閉スペクトラム症

性障害の鑑別に苦慮するケースが特に児童思春期症例でしばしば認められる。解離性障害では，幻聴や自我障害様の症状がしばしば認められるため，統合失調症と誤診される恐れがある。解離性同一性障害患者では，シュナイダーの一級症状が3～6個認められ，統合失調症の1～3個より多い報告されている[39]。

解離性障害では作為体験や思考奪取を認めることがあるが，妄想知覚や身体的被影響体験は見られることはなく，「他者にすべて筒抜けになっている」「他者に考えを引き抜かれる」といった外部他者の影響が明瞭な場合は統合失調症の診断を支持するとされている[28,40]。また明らかな陰性症状の存在も統合失調症と診断する上で非常に重要である[28]。

幻聴については，統合失調症では持続的であるが不明瞭にしか聞こえないこともあり，その意味は曖昧にして過剰で，意外性・未知性を帯びるが，一方，解離性障害の幻聴は一過性もしくは断続的に消長する傾向があり，短い言葉で明瞭であり，その意味も明確なものが多いとされている[28,40]。

2）自閉スペクトラム症

統合失調症患者の生育歴を聴取すると発達上の問題が明らかとなったり，自閉スペクトラム症（以下 ASD）患者をフォローアップしている最中に統合失

調症を発症したり，両者は併存することもありうるが，それ以上にお互いの誤診も少なくない。

ASD患者に統合失調症が併存する割合はさまざまな報告があるが，おおむね2～3％程度であろうとされている[13]。逆に児童期発症の統合失調症患者の29％にASDが併存し，何らかの発達上の問題をもつ患者は69％に上ると報告されている[38]。

ASD患者はその認知特性と現実の被害体験の多さから，被害念慮的な思考形式が形成されやすく，被害妄想に発展しやすいといえる。自閉的なファンタジーへの没頭が，独語，空笑となり，さらには幻聴や不適切な感情と誤解されたり，タイムスリップ現象が被害妄想と混同されたり，非言語的コミュニケーションの欠如が陰性症状に，運動面の特性が統合失調症の衒奇症や歪顔，常同行動に間違われる恐れもある。

ASD患者の妄想の特徴として，石井は，①着想は発病という文脈で捉えるよりも生育歴上の拘り史ともいえる遍歴の延長線上にある。②相対的な価値判断の困難さや思考の柔軟さの不足による。③奇妙な着想と思い込みに基づく習慣をさしたる契機もなく唐突に放棄する，などをあげている[15]。このため被害念慮や被害妄想は生育史を通して認められ，状況依存的で，体系化せず，一過性であり，状況の変化で急激に軽快することがある。

Ⅵ 治 療

1．薬物療法

児童思春期統合失調症に対する薬物療法のエビデンスは近年増加してきているものの，まだ不十分であり，成人のアルゴリズムを参考にしながら行われるのが一般的である。

非定型抗精神病薬単剤での治療が基本であるが，治療抵抗性症例には2種類の非定型抗精神病薬の併用や気分安定薬の併用も選択肢となる[27]。成人例に比して，錐体外路症状や過鎮静，高プロラクチン血症，体重増加などの副作用

が出現しやすいことが示唆されており[24]，薬剤の有効性だけでなく，有害事象のプロフィールから薬剤を選択しなければならない場合も少なくない。

　非定型抗精神病薬の中では主にリスペリドンとオランザピンの有効性がランダム化比較試験（以下RCT）で確かめられているが，錐体外路症状や体重増加，高プロラクチン血症，脂質代謝異常などが問題となる[10,21]。クエチアピンの思春期症例に対する有効性を示すRCTも報告されているが，やはり体重増加と脂質代謝異常が問題となっている[8]。わが国では治療抵抗性統合失調症に適応となっているクロザピンは，RCTでハロペリドールやオランザピン以上の有効性が示されているが，体重増加や脂質代謝異常，痙攣，肝障害などの副作用が問題となっている[22,23]。わが国でも非定型抗精神病薬の選択肢は増えたが，SDA（セロトニンドパミン拮抗薬）では錐体外路症状や高プロラクチン血症が問題となり，MARTA（多元受容体標的抗精神病薬）では体重増加や脂質代謝異常が問題となるため児童思春期症例での使用にはこれらの有害事象に一層の注意が必要である。ドパミン部分作動薬であるアリピプラゾールの思春期症例に対する有効性を示すRCTが報告されており，錐体外路症状や眠気は認めたものの体重増加や高プロラクチン血症は認めなかった[9]。高プロラクチン血症による月経停止や骨粗鬆症のリスク，体重増加や脂質代謝異常による将来の心血管疾患のリスクを考慮すると，児童思春期症例に対してはアリピプラゾールが第一選択薬として適切ではないかと著者は考えている。

　薬物療法のエビデンスの詳細に関しては国内外のレビュー[19,36]を参照していただきたい。

2．精神療法・心理社会的療法

　疾患を抱えつつ発達課題を乗り越え，自立へ向けて歩んでいけるよう，濃厚かつ切れ目のない支援が必要である。疾患の受容には成人例以上に苦労する症例が多く，進学や就職などのライフイベントによる心理的負荷は避けられないため，再発や自殺のリスクには常に注意すべきである。学校との連携も不可欠であるが，病状のため通学を断念しなければならない症例も多く，デイケアや作業療法など集団でのリハビリテーションが重要になる。

患者だけでなく，家族（両親，同胞）へのサポートも不可欠であり，特に母親の混乱や罪責感に対して十分なケアが必要である。患者と家族に対する心理教育は必須であるが，通り一遍の説明ではなく，心理教育的アプローチを継続的に根気よく提供していくことが大切である。

このような支援のためには，主治医だけでなく多職種による関わりが必要であり，一施設でそれが難しいようであれば，多施設とも連携して精神保健福祉士，臨床心理士，作業療法士，訪問看護師などからの支援を受けられるようにコーディネートする必要がある。

具体的な技法としては認知行動療法や生活技能訓練などが試みられているが，児童思春期症例に対する精神療法や心理社会的療法のエビデンスは非常に少ないのが現状である。

Ⅶ 長期経過と転帰

1．経過類型

児童思春期発症例の長期経過を持続的に観察した研究報告は非常に少ないが，成人発症例と同様に回復，再発，慢性化などさまざまな経過をたどると言われている。

図2は自験例をCiompiの経過パターンにしたがって分類したものであるが[18]，成人発症例も含んだCiompiの報告[5]と類似していた。複数回エピソード（波状経過）を示す症例が半数を占めたが，10年以上安定した状態を保っていながら再発する症例や，短期間に急性精神病エピソードを繰り返す症例など様式はさまざまであった。

Hollisは18歳未満発症例51例を平均11.8年追跡し，経過類型は，持続性50％，エピソード性16％，混合性28％，経過中の寛解度は，完全寛解12％，不完全寛解32％，完全寛解と不完全寛解の混合8％，一度も寛解傾向に至らないもの48％と報告している[11]。

	Onset	Course type	End state	Ciompi[5] (n=228)	自験例[18] (n=30)
1.	Acute	Undulating	Recovery or mild	25.4%	20.0%
2.	Chronic	Simple	Moderate or severe	24.1%	16.7%
3.	Acute	Undulating	Moderate or severe	11.9%	10.0%
4.	Chronic	Simple	Recovery or mild	10.1%	13.3%
5.	Chronic	Undulating	Recovery or mild	9.6%	16.7%
6.	Acute	Simple	Moderate or severe	8.3%	13.3%
7.	Chronic	Undulating	Moderate or severe	5.3%	3.3%
8.	Acute	Simple	Recovery or mild	5.3%	6.7%

図2　長期経過（Ciompiの経過類型）

2．経過中の自殺企図・自傷行為

　自験例では，長期経過中（平均観察期間15年）に40％に自殺企図をみとめ，その方法としては，投身，縊首，入水，服毒など死に至る可能性のある深刻なものが多く，自殺企図をした症例の75％，全体の30％に上った[18]。

　児童思春期発症例の自殺率の報告はサンプルサイズが小さく，フォローアップ期間も比較的短いため，成人発症例と比較して自殺のリスクが増加するのかどうか明らかにはされていない。しかし，児童思春期発症例の予後の悪さと同時に，自殺企図の危険性に対する注意を喚起している報告は多い。

　自殺の意図のない自傷行為も頻度が高く，自験例では18歳未満の症例の44％にそのような自傷行為を認め，その約9割は女性の患者であった[17]。自傷の特徴として，重篤なものや異常体験に左右された奇異な行為は稀で，軽症の自傷を反復したり習慣化させる症例が多かった。自傷する患者群は自傷以外の複数の方法で衝動行為（暴力，過量服薬，過食・嘔吐など）や自殺企図することが有意に多かった[17]。

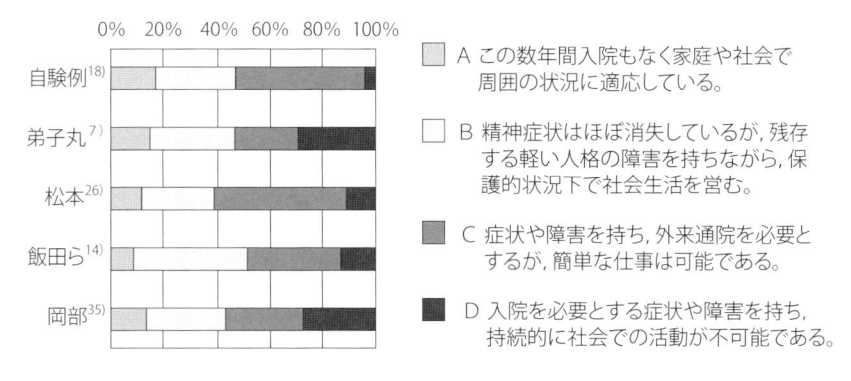

図3　長期転帰（Mastersonの基準）

凡例:
- A この数年間入院もなく家庭や社会で周囲の状況に適応している。
- B 精神症状はほぼ消失しているが，残存する軽い人格の障害を持ちながら，保護的状況下で社会生活を営む。
- C 症状や障害を持ち，外来通院を必要とするが，簡単な仕事は可能である。
- D 入院を必要とする症状や障害を持ち，持続的に社会での活動が不可能である。

3．教育歴

児童思春期発症例は，発症時大部分が就学していることになるが，この社会性獲得のための重要な時期に学校生活から離れざるを得ない場合が多い。自験例においても病状が影響して高校卒業まで至らなかった症例が30％に上っていた[18]。Hollisの報告（発症18歳未満）では，60％が学校を中途退学していた[11]。発症年齢が低いほど就学状況は不良となり，岡部の報告（発症16歳未満）では，57％が高校卒業まで至らなかった[35]。

4．転帰

児童思春期発症例の長期転帰を調査した報告は多数あるが，観察期間や対象群の属性，評価方法などがさまざまであるため比較は難しい。自験例では18歳未満発症の30例を平均15年間観察し，転帰をGAF（the Global Assessment of Functioning）とMastersonの基準[25]を用いて評価した。GAFの平均スコアは59.8（21～90）点であり，51～60点に集中していた[18]。Mastersonの基準を用いた報告の結果を図3にまとめた。自験例以外はいずれも16歳未満発症例であり，フォローアップ期間も異なるためそのまま比較はできないが，寛解にあたるAは1割強，部分寛解にあたるBまで含めると半分弱という結果でおおむね一致していた。一方で，入院が必要なレベルの患者が自験例では少な

かったが，他の報告では2割前後存在した。

国外で多数例を長期間観察した報告の結果としては，Maziadeらの報告[30]（発症18歳未満，入院例，平均観察期間14.8年）では，予後良好5％，やや不良21％，不良34％，非常に不良40％であり，Jarbinらの報告[16]（発症19歳未満，入院例，平均観察期間10.5年）では，良好6％，やや不良16％，不良12％，非常に不良66％であった。

18歳未満発症例の長期転帰研究の系統的レビューでは，転帰を3群に分けたところ，良好15.4％，中程度24.5％，不良60.1％であり，統合失調症全体の良好19.6％，中程度33.6％，不良46.8％と比べて有意に転帰不良であった[6]。

Ⅷ 症例呈示

症例呈示にあたり，患者本人の同意を得ているが，個人情報保護のため症例の細部には趣旨に影響が出ない範囲で若干の変更を加えている。

【症例】 発症時15歳，女性

【既往歴／遺伝歴】 特記事項なし

【生活歴】 同胞2名の第2子として出生した。両親と3人暮らし。胎生期，周産期に問題なく，成長，発達において異常は指摘されなかった。小中学校の成績は優秀であり，X年，地元の進学校へ入学した。

【現病歴】 元来,明るく快活,一方で神経質で物事に拘りやすい性格であった。

X年4月（15歳時）高校入学後，順調に過ごしていた。7月には学校祭で実行委員として尽力したが，出し物の順位でクラスが最下位になり，非常に責任を感じた。8月下旬，夏休みが終わりに近づくにつれ，気力が低下し，宿題をこなすのが大変であった。夏休みが明けると，教室の雰囲気が変わったように感じ，漠然と不安を感じるようになった。周囲の視線が自分を非難しているように感じ，非難の言葉が繰り返し頭に浮かんでくるようになった。徐々に恐怖感が増強し，同級生に待ち伏せされて殺されるのではないかと恐れるようになり，自宅でも落ち着かなくなった。意欲が出ず，成績も下降し，希死念慮も出現した。食欲低下や不眠，腹痛などの身体症状も出現し，10月からは不登

校となった。癌に罹患しているのではないかと恐れたり，家計が破綻するのではないかと考えたりした。

　両親に勧められてX年12月当科初診した。関係妄想，迫害妄想，自生思考，被注察感，不安緊迫感，妄想気分様の不気味感など統合失調症の発症を思わせる症状と同時に，抑うつ症状も認め，X＋1年1月入院となった。

　【入院後経過】外来で開始されたアリピプラゾール9mgが奏効し，入院時には抑うつ症状や妄想はほぼ消失していた。倦怠感や集中力低下が残存し，対人緊張が強く，情動不安定であった。その後，徐々に病棟に馴染み，他患者との交流も見られるようになった。初回入院では統合失調感情障害と診断したが，本人への病名告知は両親の意向で「うつ病，敏感状態」とした。精神症状は消失し，約1カ月で退院となった。

　X＋1年4月復学し，当初は順調に登校できていたが，4月下旬より焦燥感，嘔気，不眠が出現し，自宅2階から飛び降りたり，過量服薬やリストカットを認め，被害関係妄想も再燃した。アリピプラゾール24mgに増量したが効果なく，右大腿部を自傷し十数針縫合した。行動もまとまりを欠くようになり，当科満床のため7月A病院へ入院となった。

　【第2回目入院後経過】主剤をオランザピン20mgに置換して症状改善したが，高プロラクチン血症，アカシジアが出現したため，オランザピン10mgに減量し，バルプロ酸を併用して徐々に安定した。10月自宅退院となり，当科通院を再開した。高校は留年となり，当面は休学することとなった。オランザピン開始後半年間で体重が12kg増加し，乳汁分泌も認めたため，12月からアリピプラゾール6mgを併用した。これにより乳汁分泌は改善し，食欲も正常化した。精神症状の再燃なく経過し，X＋2年4月に復学したが，4月中旬より登校日のみ微熱，下痢，嘔吐が出現するようになった。登校を一旦休止し，オランザピン20mgに増量したが，悪化に歯止めがかからず，妄想気分と被害関係妄想が再燃したため6月に当科再入院となった。

　【第3回目入院後経過】妄想は改善したが，情動の不安定さ，軽度の連合弛緩が持続した。主剤をクエチアピン750mgへ置換したところ情動が安定し，敏感さも目立たなくなり，体重増加も認めず，自然な印象となった。気分症状

は目立たず，精神病症状を反復しているため統合失調症に診断変更し，両親の許可を得て本人に病名告知し，心理教育を実施した。通信制高校へ編入することとなり，作業療法を開始し，8月自宅退院となった。

【退院後経過】 X＋2年9月，通信制高校へ週1回の登校を開始した。X＋3年2月，デイケアを開始したところ，会話の際に自分の話題に終始し，場の雰囲気を読めず，人の話を聞けないことが明らかとなった。ときどき些細なストレスから情動不安定になったり，軽いリストカットや過量服薬なども認めたが，デイケアを継続することで徐々に対人交流に自信をつけ，その場に合わせて振る舞うことができるようになった。X＋4年3月，高校卒業し，就労支援事業所を目指すこととなった。X＋5年4月デイケアから就労支援事業所A型へ移行し，X＋6年4月には事業所を終了し，アルバイトを週3日で開始した。X＋9年まで精神病症状は再発せず，陰性症状や認知機能障害も軽度であり，ストレス脆弱性は否定できないものの，ほぼ寛解した状態が持続している。最終処方はクエチアピン400mg，アリピプラゾール3mg，バルプロ酸600mgである。

【まとめ】 15歳発症で，初回治療に反応して一時寛解したものの，当初は短期間で再発を繰り返し，自傷行為なども多く対応に苦慮した症例だが，薬剤調整に加え，デイケアや就労支援事業所を利用しながら徐々に病状安定し，長期間寛解して就労も可能となった。

引用文献

1) American Academy of Child and Adolescent Psychiatry (2001) Practice parameter for the assessment and treatment of children and adolescents with schizophrenia. J Am Acad Child Adolesc Psychiatry, 40(Suppl); 4S-23S.
2) 安藤 公(1985)児童期に発症した精神分裂病―自験例15症例の臨床経験から．精神医学, 27; 1255-1266.
3) Asarnow, J.R., Ben-Meir, S. (1988) Children with schizophrenia spectrum and depressive disorders: A comparative study of premorbid adjustment, onset pattern and severity of impairment. J Child Psychol Psychiatry, 29; 477-488.
4) Burd, L., Kerbeshian, J. (1987) A North Dakota prevalence study of schizophrenia presenting in childhood. J Am Acad Child Adolesc Psychiatry, 26; 347-50.
5) Ciompi, L. (1980) Catamnestic long-term study on the course of life and aging of schizophrenia. Schizophr Bull, 6; 606-618.

6）Clemmensen, L., Vernal, D.L., Steinhausen, H.C.（2012）A systematic review of the long-term outcome of early onset schizophrenia. BMC Psychiatry, 12; 150.
7）弟子丸元紀，樋口康志（1996）小児期の精神分裂病．精神医学，38; 686-698.
8）Findling, R.L., McKenna, K., Earley, W.R., et al.（2012）Efficacy and safety of quetiapine in adolescents with schizophrenia investigated in a 6-week, double-blind, placebo-controlled trial. J Child Adolesc Psychopharmacol, 22; 327-42.
9）Findling, R.L., Robb, A., Nyilas, M., et al（2008）A multiple-center, randomized, double-blind, placebo-controlled study of oral aripiprazole for treatment of adolescents with schizophrenia. Am J Psychiatry, 165; 1432-1441.
10）Haas, M., Unis, A.S., Armenteros, J., et al.（2009）A 6-week, randomized, double-blind, placebo-controlled study of the efficacy and safety of risperidone in adolescents with schizophrenia. J Child Adolesc Psychopharmacol, 19; 611-621.
11）Hollis, C.（2000）Adult outcome of child- and adolescent-onset schizophrenia: Diagnostic stability and predictive validity. Am J Psychiatry, 157; 1652-1659.
12）Hollis, C.（2005）Schizophrenia and allied disorders. In Rutter, M., Taylor, E.A. (eds.) Child and Adolescent Psychiatry, Fourth Edition. Blackwell.
13）飯田順三（2009）広汎性発達障害と児童思春期統合失調症．児童青年精医と近接領域，50; 273-278.
14）飯田順三，岩坂英巳，平尾文雄，他（1995）前駆期に強迫症状を有する児童期発症の精神分裂病の特徴．精神医学，37; 723-730.
15）石井 卓（2006）アスペルガー症候群（障害）と統合失調症．現在のエスプリ，3; 216-222.
16）Jarbin, H., Ott, Y., Von Knorring, A.L.（2003）Adult outcome of social function in adolescent-onset schizophrenia and affective psychosis. J Am Acad Child Adolesc Psychiatry, 42; 176-183.
17）賀古勇輝,星加哲夫,藤井　泰,他（2010）児童青年期統合失調症の自傷行為に関する検討．精神医学，52; 135-143.
18）賀古勇輝，北川信樹，傳田健三，他（2005）児童・青年期に発症した統合失調症に関する臨床的研究―長期経過と転帰を中心に．児童青年精医と近接領域，46; 13-34.
19）Kennedy, E., Kumar, A., Datta, S.S.（2007）Antipsychotic medication for childhood-onset schizophrenia. Cochrane Database Syst Rev. 3.
20）Kolvin, I., Ounsted, C., Humphrey, M., et al.（1971）Studies in the childhood psychosis: II. the phenomenology of childhood psychoses. Br J Psychiatry, 118; 385-395.
21）Kryzhanovskaya, L., Schulz, S.C., McDougle, C., et al.（2009）Olanzapine versus placebo in adolescents with schizophrenia: A 6-week, randomized, double-blind, placebo-controlled trial. J Am Acad Child Adolesc Psychiatry, 48; 60-70.
22）Kumra, S., Frazier, J.A., Jacobsen, L.K., et al.（1996）Childhood-onset schizophrenia: A double-blind clozapine-haloperidol comparison. Arch Gen Psychiatry, 53; 1090-1097.
23）Kumra, S., Kranzler, H., Gerbino-Rosen, G., et al.（2008）Clozapine and "high-dose" olanzapine in refractory early-onset schizophrenia: A 12-week randomized and double-blind comparison. Biol Psychiatry, 63; 524-529.
24）Kumra, S., Oberstar, J.V., Sikich, L., et al（2008）Efficacy and tolerability of second-generation antipsychotics in children and adolescents with schizophrenia. Schizophr Bull, 34; 60-71.

25) Masterson, J.F. (1956) Prognosis in adolescent disorders; Schizophrenia. J Nerv Ment Dis, 124; 219-232.
26) 松本英夫（1988）児童期に発症した精神分裂病に関する臨床的研究．精神経誌，90; 414-435.
27) 松本英夫（2012）統合失調症．(山崎晃資，牛島定信，栗田 広，他編）現代児童青年精神医学改訂第2版．永井書店．
28) 松本俊彦（2009）解離性障害と鑑別すべき疾患．（岡野憲一郎編）解離性障害．専門医のための精神科臨床リュミエール 20. 中山書店．
29) 松村一矢（1995）児童期発症精神分裂病の特徴と前駆期の強迫症状の有無による下位分類に関する検討．奈良医学雑誌, 46; 453-463.
30) Maziade, M., Gingras, N., Rodrigue, C., et al. (1996) Long-term stability of diagnosis and symptom dimensions in a systematic sample of patients with onset of schizophrenia in childhood and early adolescence. I: Nosology, sex and age of onset. Br J Psychiatry, 169; 361-370.
31) McClellan, J.M., McCurry, J.S. (1998) Neurocognitive pathways in the development of schizophrenia. Semin Clin Neuropsychiatry, 3; 320-332.
32) McClellan, J.M., Werry, J.S. (1994) Practice parameters for the assessment and treatment of children and adolescents with schizophrenia. J Am Acad Child Adolesc Psychiatry, 33; 616-635.
33) McGorry, P.D., Singh, B.S. (1995) Schizophrenia: risk and possibility of prevention. In Raphael, B., Brurrows, G.W. (eds.) Handbook of Studies on Preventive Psychiatry. Elsevier.
34) Nishii, H., Yamazawa, R., Shimodera, S., et al (2010) Clinical and social determinants of a longer duration of untreated psychosis of schizophrenia in a Japanese population. Early Interv Psychiatry, 4; 182-8.
35) 岡部祥平（1980）思春期に発病した精神分裂病の経過と予後．精神医学，22; 817-826.
36) 岡田 俊（2014）児童青年期の統合失調症の薬物療法．臨床精神薬理, 17; 643-648.
37) 扇谷一朗，武田 哲，佐々木芳子，他（1999）児童思春期発症の精神分裂病における治療介入を遷延化させる要因．弘前医学, 50; 146-156.
38) Rapoport, J., Chavez, A., Greenstein, D., et al. (2009) Autism spectrum disorders and childhood-onset schizophrenia: Clinical and biological contributions to a relation revisited. J Am Acad Child Adolesc Psychiatry, 48; 10-18.
39) Ross, C.A. (1996) Dissociative Identity Disorder: Diagnosis, Clinical Features, Treatment of Multiple Personality, 2nd edition. John Wiley & Sons.
40) 柴山雅俊（2011）解離性障害と統合失調症の鑑別診断．精神経誌, 113; 906-911.
41) Tsai, L.Y., Champine, D.J.(2004)Schizophrenia, other psychotic disorders. In Wiener, J.M., Dulcan, M.K. (eds.) TextBook of Child and Adolescent Psychiatry, 3rd edition. American Psychiatric Publishing. (齊藤万比呂，生地 新総監訳・広沢郁子，成重竜一郎訳（2012）統合失調症と他の精神病性障害．児童青年精神医学大事典．西村書店）
42) Werry, J.S., McClellan, J.M., Chard, L. (1991) Childhood and adolescent schizophrenic, bipolar, and schizoaffective disorders: A clinical and outcome study. J Am Acad Child Adolesc Psychiatry, 30; 457-465.

第5章

子どもの抑うつ障害と双極性障害

齋藤卓弥

I　はじめに

　気分の問題は，最近までは成人の疾患と考えられ，子どもの気分障害が大きな関心を引くことは少なかった。最近の疫学的調査の結果から，子どもにもうつ病が高頻度に認められることが明らかになった。しかし，子どもの発達段階により異なった臨床症状を示すために，子どもの気分障害は見過ごされることが多い。したがって，子どもの発達段階によって異なる臨床的な特徴を理解することが，子どもの気分の問題を理解する上で最も重要なことである。子どもの気分障害の症候を適切に表現する用語がなく，一つの用語が複数の病態に用いられることがあり，そのことが診断や疾患概念の混乱にも結び付く結果となる。本章では，このような児童思春期の疾患の症候学的な理解の乏しさが子どもの気分の問題の診断にどのような混乱を引き起こしてきたか，さらにDSM-5ではこの混乱を解消しようとして次なる問題を抱えてしまったことについても述べていきたい。DSM-5では，DSM-IV-TRで気分障害としてまとめられていた領域が抑うつ障害と双極性障害の二つのカテゴリーに分けられた。

　子どもの抑うつ障害と双極性障害の治療に関しては，成人の治療をエビデンスのないまま採用し，適応外使用を行うことがしばしばある。有効性および安全性が確立されていないまま，成人では予期されなかった副作用が出現するな

ど，子どもの気分障害への薬物の反応については未だ十分な知見がない状況である。その中で，海外では複数の臨床試験が行われ，エビデンスが蓄積され，そのエビデンスに基づいた治療ガイドライン，マニュアルが作成されてきているが，日本では未だ児童思春期における抑うつ障害，双極性障害の臨床試験のエビデンスがなく，成人のエビデンスを外挿するか，あるいは海外の児童思春期のエビデンスに基づいて治療計画を作成することになる。現時点では，子どもの抑うつ障害および双極性障害の治療は，複数の治療的なアプローチを組み合わせることが望ましいと考えられている。子どもの抑うつ障害と双極性障害の治療に関しては，家族，学校，社会環境への働きかけが不可欠であり，周囲が一貫した態度で子どものうつ病へ対応することが重要である。子どもの気分障害の治療の目的は，気分障害の期間を短縮すること，再発を予防すること，気分障害から引き起こされる二次的な障害を減らすことである。

II 抑うつ障害

1．抑うつ障害の分類

アメリカ精神医学会による操作的診断基準である精神疾患の診断・統計マニュアル第5版（DSM-5）[2]では，抑うつ障害は重篤気分調節症，うつ病，持続性抑うつ障害，月経前不快気分障害に大別される。今回のDSM-5の改訂で新たに重篤気分調節症が子どもの時期に発症する抑うつ障害のひとつとして追加され，月経前不快気分障害も追加された。さらにDSM-IV-TRで2年以上（子どもでは持続期間1年以上）遷延化した大うつ病と気分変調性障害を合わせた持続性抑うつ障害が従来の気分変調性障害を再定義する形で追加された。本章では，重篤気分調節症とうつ病に関して述べる。

2．重篤気分調節症

1）疾患の概念と診断

アメリカでは1990年から子どもの双極性障害の診断が増加し，アカデミッ

クの領域では子どもの双極性障害を広く捉えるグループと狭く捉えるグループに二分化されるようになった。その後，慢性的ないらいらやかんしゃくを中心とする広義の双極性障害と，高揚気分など成人と同様の病像をもつ狭義の双極性障害とに病型を分けて研究が行われた[21]。広義の双極性障害はのちに Sever Mood Dysregulation（SMD）と命名され，予後調査では双極性障害に移行する子どもはおらず，むしろ抑うつ障害に移行することが有意に多かった[4]。DSM-5 では SMD を基に重篤気分調節症（Disruptive Mood Dysregulation Disorder：DMDD）が新設され，抑うつ障害群に分類されることになった。DMDD は，慢性的な易怒性とかんしゃくを特徴とし，6～10 歳の間に発症する児童思春期の抑うつ障害の一つであり，DSM-5 では 2～5％の有病率を持ち，ADHD をはじめとした併存障害を伴うことも多い疾患として捉えられている。

2）治療方針の立て方

現時点では新規の診断であり，DMDD に関するエビデンスに基づいた治療に関して確立されていない。最も治療の参考となるエビデンスとしては，DMDD の診断基準の原型となった SMD への治療へのエビデンスがあるが，SMD から最終的に DMDD の診断基準が確定する過程で SMD の特徴の一つとしてあげられた過覚醒が削除されるなど，必ずしも SMD の治療のエビデンスを DMDD の治療に外挿できるとは言えない。心理療法の有効性を示す報告もあり，薬物療法に関しては，DMDD の診断基準の中核である易怒性を主とする気分の調節不全，かんしゃく，攻撃性を共有する児童思春期の治療のエビデンスから DMDD の薬物治療を行うことが推奨されている[32]。

3）治療

（1）心理的治療

幼少期の不適応的な攻撃性に関して，親への介入の有効性が示され[36]，SMD を持つ思春期症例に認知行動療法の有効性が示さている[41]。

（2）薬物療法

速放型のメチルフェニデートが，SMD 患者の多動，攻撃性，易怒性，気分変動性に対して有効性を示した[40]。リスペリドンが，オープン試験で，過敏性の低下，ADHD の症状，および抑うつ症状の改善を示した[19]。一方，プラセボ対照試験

に，リチウムはSMDの症状の改善を示さなかったとの報告がある[10]。SMDに対してエスシタロプラムが有効であったという症例報告があり[3]，SSRIのSMDへの有効性も示唆されている[20]。現在，エスシタロプラムとメチルフェニデートの併用療法のSMDの有効性に関する臨床試験が行われている[20]。SMD患者の限られた知見からは，DMDDのADHDに類似した症状あるいはADHDの併存例においては，メチルフェニデートが推奨されるかもしれない。また，DMDDの興奮性，攻撃性，かんしゃくに関しては非定型抗精神病薬が推奨されるかもしれない。ADHDを持つ子どもの興奮，著しいかんしゃくに対して精神刺激薬が有効であることが示されている[9,31]。精神刺激薬が，ADHDと素行症の子どもの併存例で，ADHD症状の改善なしに攻撃性の改善を示した[17]。子どもの攻撃性への精神刺激薬の有効性に関するメタ分析では，ADHDを持つ群では効果量が大きく，ADHDを持たない攻撃的な患者に対しても中程度の効果量を持つことを示している[8,27]。

ランダム化プラセボ対照比較試験では，気分の易変性と，重篤なかんしゃくを持つ思春期反抗挑戦症あるいは素行症の症例に対して，バルプロ酸が有効であったことを示した[11]。抗精神病薬は，すべての年齢で気分調節不全に伴う行動障害に対して使われれた経験がある。リスペリドンは，子どもの入院患者の激しい怒りを短縮することが報告されている[6]。メタ解析では，子どもの気分調節不全による行動障害に対してプラセボと比較し，リスペリドンが有効であることが示されている[36]。さらに，しかし，現時点では，気分調節不全の子どもにおける薬剤の効果を検証した研究は存在しない。

（3）現時点での薬物療法の留意点

現時点では，DMDDに対しての薬物療法のエビデンスは極めて低い。可能であれば非薬物的治療を試み，反応がみられない時には薬物療法が必要となるが，DMDDそのもののエビデンスではなく，ADHDなどの併存障害への治療やDMDDの症状である攻撃性，かんしゃく，易怒性に対してのエビデンスに基づいて薬物の選択を行うことになる。現時点では，ADHD症状やADHDの併存例では精神刺激薬である徐放型メチルフェニデートを18mgと少量より開始することが推奨される。また，反抗挑発症あるいは素行症を併存する症

例，攻撃性が著しい症例では，1日量 0.5mg よりのリスペリドンが推奨される。また，同様の症例に関してはバルプロ酸も選択肢となる。

　リスペリドンをはじめとした非定型抗精神病薬，気分安定薬としてのバルプロ酸は児童思春期においては適応外処方であることを留意する必要がある。また，非定型抗精神病薬は児童思春期では代謝異常，体重の増加が成人より高頻度で起きることに注意する。本疾患は，抑うつ症状群に分類されるものの表出される症状は，易怒性，かんしゃくといった外在化症状であり「うつ病」の一部であることを，家族は違和感を感じる可能性がある。子どものうつ病は発達の点から成人と異なり「抑うつ症状」の代わりに「易怒性」として表出されることがあることも説明する必要がある。したがって，将来うつ病に移行する可能性についても説明する必要がある。本疾患は新規に DSM-5 に追加された疾患であり，現時点では医学的なエビデンスが十分に蓄積されていないことを説明し，したがって薬物治療も適応外使用であり，十分なエビデンスがないことを説明する必要がある。

（4）予後

　DMDD の予後に関しては現時点では研究報告はないが，SMD の長期予後では成人期にうつ病や不安障害に移行する頻度が高いことが報告されている[4]。

3．うつ病

1）疾患の概念と診断

　児童思春期の患者に成人と同様の基準で診断できるようなうつ病は存在しないと考えられていたが，1970 年代後半から，児童思春期においても成人の診断基準を満たすうつ病が存在することが明らかになった[30]。最近の欧米疫学調査では児童の約 5〜8％にうつ病がみられ，年齢が高くなるにつれて頻度が増加すると報告されている。日本での疫学調査でも，質問紙によるスクリーニングで小学生の 7.8％，中学生の 22.8％が抑うつ状態にあると報告されている[25]。また，同グループは，一般の小中学生を対象とした面接調査では，小学生の 1.0％，中学生の 4.1％に大うつ病が認められたと最近報告している。子どものうつ病の性差は，児童期ではほとんど認められないが，思春期・青年期

になると次第に女性の割合が多くなり，成人と同一の性差（男女比1:2）がみられるようになる．最近の疫学的報告では，うつ病の初発エピソードの頻度は12歳から急速に上昇し，12歳以降は成人の発症率と大きな違いがなく，有病率が5％であると報告されている[14,42]．

診断学的には，児童思春期と成人はともに，同一の診断基準により診断が用いられるが，子どもでは「抑うつ症状」の代わりに「易怒性」が中核症状の一つとして置き換えることができる[43]．また，低年齢層では，身体化症状を訴えることが多く，抑うつ的な表情をしていても主観的な抑うつ的症状は訴えることが少ないと報告されている[1,26,28]．児童思春期のうつ病では精神病症状を伴うことが多く，31～50％の児童思春期のうつ病で精神病症状を伴い，特に幻聴を伴うことが多いと報告されている[7,26,37]．自殺に関連する行動も成人のうつ病よりも多く見られ，児童思春期のうつ病の約60％は自殺念慮をもっていたと報告されている[16,26,33]．思春期には，しばしば過眠を訴え，無快楽，精神運動抑制，日内変動，早朝覚醒，体重減少などの症状が増し，さらに年齢が上がるにつれて，抑うつ的表情の表出，身体化，罪悪感，自己価値の低下などの若年期に特徴的な症状は減少し，成人のうつ病の臨床症状に近づくと報告されている[5]．

子どものうつは単独で出現するより，不安症，注意欠如多動症，素行症，摂食障害などに合併することが多いといわれている．また，これら疾患はしばしば，子どものうつ病との鑑別上も重要な疾患である．

2）治療方針の立て方

軽症のうつ病では心理教育，家庭・学校での環境調整を行いながら経過観察を行うことが，推奨される．中等度・重症うつ病では，前述の介入に加えて精神療法あるいは薬物療法が選択肢として推奨される．現時点では，精神療法と薬物療法のいずれを選択するかについての明確なガイドラインは存在しない．子どものうつ病の理想的な治療は複数の治療的なアプローチを組み合わせることである．うつ病は，家族，学校および子どもの置かれている社会的な環境に影響を与えるが，同時にこれらの要因がうつ病の誘因や増悪因子となっている．したがって，うつ病の子どものみならず，家族や学校に対して治療的な介入を

行うことも重要である。

　特に，子どものうつ病に関しての心理教育を子どもや家族に行うことが重要である。正しい心理教育は，不必要な罪悪感や非難を減らすことにつながる。しばしば，家族は学校を子どものうつ病に責任があると非難し，学校は家族を非難することによって，問題の解決をむしろ遅らせることにつながっていく。学校での治療的な環境づくりも必要である。治療の一部として，学校での負荷を軽減することがしばしば重要である。具体的には，授業時間の短縮，宿題や課題の削減などがあげられる。患者・家族とにそれぞれのリスクとベネフィットを十分に説明の上で決定していくことが推奨されている。

　さらに，薬物療法を最初に選択する場合には，他の治療の選択肢があることを説明することも必要である。重症なうつ病の方が薬物への反応が高いとの報告もある[22]。現時点では日本において，児童思春期の適応をもつ抗うつ剤はない。海外の臨床治験・試験でも一定した結果が得られていない。現在，子どものうつ病の治療に抗うつ薬が使われることが多くなってきている。成人と比べて抗うつ薬の効果・副作用の出現に関して違いが認められ，慎重な使用が求められている[34,35]。

3）治療
（1）心理的治療

　心理的なアプローチは子どものうつ病の治療の際に重要である。治療者が子どもに十分な時間をかけて支持的な傾聴を行うことも重要である。一方，成人で有効性が示された認知行動療法，対人関係療法が，子どもでも有効であることがエビデンスとして報告されている。認知行動療法は，うつ病は認知の障害であると考え，うつ病者の認知の歪みに治療の焦点をあて，うつ病の寄与する思考や行動パターンを明らかにすることに焦点を置く治療法である。対人関係療法は，うつ病は対人関係上の問題によって説明できるという基本概念に基づき対人的葛藤を解消し，患者の対人関係の質の向上によって，うつ状態の改善および健康な対人関係を構築することに焦点をあてる治療法である。子どもに対してこれらの精神療法を用いる際には，子どもが生物学的，認知的，社会的，情緒的な発達段階にあるため，認知発達過程（計画，思考，

他人の立場になり考える能力）や社会的要因を，精神療法の実施にあたっては考慮していくことが必要である。成人で実施されている治療技法よりも家族との関係を積極的に治療の中で取り扱ったり，家族への直接的な関与を含めたり，視覚的な技法を用い非言語的なアプローチを加えるなどの修正が必要であると報告されている[34]。

（2）薬物療法

現時点で，わが国の子どものうつ病の治療においてエビデンスが高い抗うつ剤は，12歳以上ではエスシタロプラム[13,39]，6歳以上ではセルトラリン[38]である。成人量より小用量で開始し，必要であれば副作用を見ながら増量を行っていく[15]。しばしば，成人量まで増量することが必要である。

パロキセチンの児童思春期のうつ病に対する自殺関連行動の増加が報告されて以来，特に児童思春期に特有なSSRIの使用による有害事象として，その危険性に対する分析が複数，報告されている[12]。過去の未発表の臨床試験データを含めた再分析では，抗うつ薬が児童期の自殺に関連した行動を増加させることが明らかになっている[29]。服薬開始後1〜9日までの自殺関連行動のオッズ比が，最も高く，時間が経過するにつれ減少し，投与開始後90日以降では，プラセボ群との間に差が認められなくなった。一般的に児童思春期では副作用の出現を成人以上に慎重にモニターする必要がある。

臨床場面では，薬物療法・精神療法が併用されることが多いが，併用療法の有効性，あるいは精神療法と薬物療法の有効性を比較した臨床試験はなかった。最近，薬物（フルオキセチン）・精神療法（認知行動療法）併用，薬物治療（フルオキセチン），精神療法（認知行動療法），プラセボの4群間の大うつ病に対する治療効果の比較がアメリカ連邦政府の研究補助によって行われた[19]。この研究では，併用療法と抗うつ薬群は，プラセボ群と比較し有意な改善を示した。この結果では，併用療法が単独療法より子どものうつ病の治療に効果があり，フルオキセチンが認知行動療法よりも有効であった。認知行動療法についてはこの報告では，抑うつ症状の削減に関してはプラセボ群と有意差はなかったが，自殺に関連した行動の削減に関して効果が認められた。この研究は，子どものうつ病には，薬物と精神療法の併用が最も有効であることをエビデンス

として示している[23]。

4. うつ病の経過と予後

子どものうつ病の1回のエピソードは9カ月間であり，再発を繰り返すことが報告されている。108名の10年間の追跡調査では子どもに発症したうつ病の約3分の1が成人うつ病にもつながったと報告され，長期的な経過観察を要する[34]。

III 双極性障害の症状と診断

子どもの双極性障害は成人の診断に準じて行われている。しかし，近年子どもの双極性障害への認識が高まるにつれて子どもの双極性障害の概念が拡大してきた傾向がある。1990年から子どもの双極性障害の診断が増加し，退院時診断では人口当たり1万人に1.3人から7.3人と約5倍に，外来の診断では人口1万人あたり25人から1003人と約40倍と著しい増加を見せた。増加した患者の診断は，DSM-IV-TRにおいて特定不能の双極性障害であった。アメリカの児童思春期精神科の中で子どもの双極性障害を広く捉えるグループと狭く捉えるグループに二分化されるようになった。広く捉えるグループは子どもの双極性障害は，必ずしも成人の双極性障害と同一の病像をとることはなく，発達上成人の双極性障害とは異なり主たる病像がいらいらであったり，病相も長期にわたる傾向があるのが特徴であるとした。一方で狭義に捉えるグループは，双極性障害でも高揚気分など成人と同様の病像をもつものを双極性障害とすべきと考えた。近年は狭義に捉えることが主流になってきている。実際に子どもの双極性障害を狭義に捉えた場合，有病率は0.6～1.0%と推定される[24]。

今回DSM-IV-TRからDSM-5への改訂では，躁病エピソードに関して，A項目に，従来に加えて「持続的で目的志向性のある行動あるいは活力」，「ほとんど1日中，ほとんど毎日」が追加され，より狭義の診断基準が取られることになっている。さらに診断基準では，混合性エピソードの基準を満たさ

ないことがDSM-IV-TRでは必要とされたが，DSM-5では排除された。また，DSM-5の双極性障害の説明文のなかでは，児童思春期の双極性障害の特性と双極性障害の発達的な病態像の変化の視点からも繰り返し述べられており，診断基準のみを見ると子どもの双極性障害に直接言及した変更は認められないが，DSM-5への改訂は子どもの双極性障害の診断を強く意識したものとなっている。

思春期の双極性障害は，うつ病で発症することが多く，55％が混合状態，87％が急速交代型，50％が誇大妄想，25％が自殺に関連した行動を示し，気分と無関係な精神病症状，Schneiderの一級症状や思考障害が成人より頻回に認められることが特徴である。18歳以前に発症した双極性障害は18歳以降の発症群と比較し，自殺関連行動，他のⅠ軸診断の合併（とくにADHD），薬物関連障害の合併，急速交代型への移行が高いこと，予後が不良であることが報告されている。

子どもの双極性障害の診断は基本的には，DSM-5では成人と同じ診断基準を用いて行う。

A．気分が異常かつ持続的に高揚し，開放的で，または易怒的となる。加えて，持続的な目的志向性のある行動あるいは活力がある。このようないつもとは異なった期間が少なくとも1週間，ほとんど1日中，ほとんど毎日持続する。

B．気分の障害の期間中，以下の症状のうち3つ以上が持続しており（気分が単に苛立たしい場合は4つ），はっきりと認められる程度に存在している。

①自尊心の肥大，または誇大
②睡眠欲求の減少
③普段より多弁であるか，しゃべりつづけようとする切迫感
④観念奔逸，またはいくつもの考えが競い合っているという主観的な体験
⑤注意散漫
⑥目標志向性の活動の増加，または精神運動性の焦燥
⑦まずい結果になる可能性の高い快楽的活動に熱中すること

A，Bを満たし，症状がさまざまな領域で機能障害を引き起こし，薬物の影響を排除することが診断には必要とされる。

双極性障害は周期性がある疾患であることが重要な特徴であり，またエピソードは原則Ⅰ型であれば1週間，Ⅱ型でも4日以上持続することが診断上重要である。

　子どもの双極性障害の診断，病状の評価にはYoung Mania Rating Scale (YMRS)，診断には精神疾患簡易構造化面接法（小児・青年用）MINI-KIDを使用することができる。双極性障害では，大うつ病エピソードと躁エピソードを繰り返す双極Ⅰ型障害と，大うつ病エピソードと軽躁エピソードを繰り返す双極Ⅱ型障害に分けられる。

　子どもの診断では，特に年齢が低くなるほど「正常」あるいは「期待される行動」に個体差があるため，診断の際に患者のベースラインからの違いをできる限り診断に盛り込むことが重要である。

　鑑別診断としては，うつ病，不安症，PTSD，ADHD，DMDDなどがあげられる。特に児童期にはADHDと双極性障害の症状に重複があるため，鑑別診断には十分な配慮が必要である。

Ⅳ　児童思春期の双極性躁病相の治療戦略

　児童思春期の双極性障害の治療は複数の要因が関わり，込み入った判断が必要である。そのため，治療アルゴリズム，ガイドラインはしばしば判断の際に重要な役割を持つ。多くのガイドラインは，薬物の選択の際に包括的な患者の評価を行い，①診断の確定，②疾患の病相，③並存する症状（急速交代型，精神病症状など），④合併疾患，⑤副作用と安全性，⑥患者の過去の薬物への反応，⑦患者や家族の薬物への好みを考慮しながら，⑧有効性のエビデンスを加味して薬物を選択することを推奨している。

　今日，双極性障害を治療する基本的な戦略や時間的流れは変わってきている。成功する双極性障害治療は，3つの段階に分けられる[10]。第一に，急性期，継続療法期，維持療法期に分けて治療を考えることである。

　急性期における症状の改善には，臨床家は気分安定薬を最大限に使うのと，補助的な治療を必要に応じて用いることが重要である。最近の臨床試験では，

非定型抗精神病薬が双極性障害の躁病相に使用されることが多いが，糖代謝や脂質代謝への影響も大きく慎重に使われる必要がある[10]。

継続療法期では，症候的な改善が始まった後，機能的な改善の到達と維持を目指す時期である。治療者のこの時期の目標は，薬物を認容性に気配りをしながら最善化すること，補助療法に使われていた薬物の漸減を行うことである。同時に，患者が疾患のモニターを行うことができるように，再燃の早期のサインの発見や症状の変動に対応できるような心理教育を行っていくことが重要である。

維持療法では，長期の安定と双極うつ病患者の機能改善が重要である。患者は双極性障害の前駆症状を予期し認識することを学習することが必要である。疾患は，受診間隔を開けても対応可能となる。同時に，治療者は疾患への適応を最大限にすることで，双極性障害を持たない患者同様に機能できるようにする。

1．維持療法として

1）心理社会的治療

双極性障害の精神療法の重要性が再評価されてきているが，系統立った有効性の評価は乏しい。精神療法に関しては，心理教育を中心とした家族を含めた介入が有効であると報告されている。

2）薬物療法

躁病相への薬物療法

成人の臨床体験から多くの薬物が躁病エピソードへの治療薬として使われ，現在まで非定型抗精神病薬や気分安定薬の単剤の使用が多くの治療アルゴリズムやガイドラインで推奨されている。アメリカでは非定型抗精神病薬（リスペリドン，アリピプラゾール，クエチアピン，オランザピン）がFDA（米国薬品食品局）の双極性障害躁病相の適応を取得している。

（1）最近は海外では，臨床治験のエビデンスから非定型抗精神病薬を第一選択にするアルゴリズムが推奨されている。

（2）もし，非抗精神病薬の単剤で効果がない，あるいは副作用で薬物服用

が困難である場合は，気分安定薬と非定型抗精神病薬の併用を試みる。

（3）さらに，十分な反応が認められない時には修正型通電療法（ECT）が考慮されている。

子どもの躁状態に対して気分安定薬の単独療法が効果を認めなかった場合が多く，結果的には気分安定薬と非定型抗精神病薬の併用の必要性が成人より高いとされている。炭酸リチウム，カルバマゼピン，バルプロ酸を服用している双極性障害の子どもの40％にしか有効性を認めないと報告し，気分安定薬の単独療法は有効量が小さく，気分安定薬の2剤の併用がしばしば必要であるとしている。しかし，本邦では，気分安定薬・非定型抗精神病薬のいずれも子どもに対しては適応外である。子どもへの非定型抗精神病薬の投与は脂質代謝，糖代謝に大人以上に影響を及ぼすことが報告されており，リスクとベネフィットについ十分に説明を行ったうえで処方をする必要がある[18]。

2．双極性うつ病の治療

双極性障害は，しばしばうつ病相で始まり，単極性のうつ病との鑑別は困難である。双極性うつ病の子どもが抗うつ薬により躁転する危険性があり，特に10～14歳の子どもが躁転する危険性が最も高く，双極性うつ病が疑われる症例では気分安定薬を併用すべきである。また，子どものうつ病には三環系抗うつ薬は効果がないと報告されており，また三環系抗うつ薬は躁転の危険性が高く，子どものうつ病が双極性の始まりか単極性うつ病なのか鑑別が困難なことから子どもに三環系抗うつ薬は避けるべきである。子どもの双極性うつ病の治療に関してのエビデンスは乏しく，炭酸リチウムとラモトリギンがオープンスタディが報告されているのみである。

3．予後

5年間の双極性障害患者の追跡調査では，73％が躁病相あるいはうつ病相を体験し，約3分の2が複数回の再発を体験する。病相を繰り返すことにより再発率も高くなり治療抵抗性を示すことも報告されており，再発予防が治療上重要である。まだ明確なエビデンスはないが，アメリカ児童思春期精神医学会で

は最低2年間の薬物療法の継続を推奨している．双極性躁病相，うつ病相ともに成人よりも薬物への反応性が悪く，あるいは成人で有効な薬物が有効でないことがあり，成人のエビデンスを外挿することは困難である．

V　おわりに

　WHOは，2020年までに世界的に子どもの精神科疾患は50％増加し，子どもの重大な健康問題の20％は精神疾患に起因すると予想している．子どもの精神疾患のなかでも，うつ病は子どもの日常生活および発達に重大な影響を与えるものの一つである．アメリカでは子どものうつ病が1960年代より一貫して増加している．この現象に関しての明確な説明はなされていないが，子どもたちを巡る社会環境の変化，例えば離婚の増加，核家族化などが要因としてあげられている．現在の日本の子どもの生活環境の欧米化は，今後日本でも子どものうつ病の増加が起きていく可能性を示唆している．したがって，今後日本においても子どものうつ病の診断・治療について認識を高めていく必要がある．特に，日本では児童思春期精神科医の不足が大きな問題になっているなかで，子どもの医療の最前線に立つ小児科医が子どものうつについての理解を深めることは子どもの心身両面からみても非常に重要であると考えられる．

　現在，子どものうつ病への治療に関するエビデンスは乏しく，一貫していない．したがって，現時点では，最もエビデンスがあるとされる薬物療法，精神療法とともに家族への介入，学校などの環境への介入など複合的なアプローチを行っていくことが必要である．

文　献

1) Allgood-Merten, B., Lewinsohn, P.M. & Hops, H. (1990) Sex differences and adolescent depression. J Abnorm Psychol, 99(1); 55-63.
2) American Psychiatric Association (2013) Diagnostic and Statistical Manual of Mental Disorders, Fifth Edition: DSM-5, APA.（高橋三郎，大野　裕（監訳）染矢俊幸，神庭重信，尾崎紀夫，他訳（2014）DSM-5 精神疾患の診断・統計マニュアル．医学書院）
3) Boylan, K. & Eppel, A. (2008) The severe mood dysregulation phenotype: Case

description of a female adolescent. J Can Acad Child Adolesc Psychiatry, 17(4); 210-211.
4) Brotman, M.A., et al. (2006) Prevalence, clinical correlates, and longitudinal course of severe mood dysregulation in children. Biol Psychiatry, 60(9); 991-997.
5) Carlson, G.A. & Kashani, J.H. (1988) Phenomenology of major depression from childhood through adulthood: analysis of three studies. Am J Psychiatry, 145(10); 1222-125.
6) Carlson, G.A., et al. (2010) Liquid risperidone in the treatment of rages in psychiatrically hospitalized children with possible bipolar disorder. Bipolar Disord, 12(2); 205-212.
7) Chambers, W.J., et al. (1982) Psychotic symptoms in prepubertal major depressive disorder. Arch Gen Psychiatry, 39(8); 921-927.
8) Connor, D.F., et al. (2002) Psychopharmacology and aggression. I: A meta-analysis of stimulant effects on overt/covert aggression-related behaviors in ADHD. J Am Acad Child Adolesc Psychiatry, 41(3); 253-261.
9) Copeland, W.E., et al. (2013) Prevalence, comorbidity, and correlates of DSM-5 proposed disruptive mood dysregulation disorder. Am J Psychiatry, 170(2); 173-179.
10) Dickstein, D.P., et al. (2009) Randomized double-blind placebo-controlled trial of lithium in youths with severe mood dysregulation. J Child Adolesc Psychopharmacol, 19(1); 61-73.
11) Donovan, S.J., et al. (2000) Divalproex treatment for youth with explosive temper and mood lability: A double-blind, placebo-controlled crossover design. Am J Psychiatry, 157(5); 818-820.
12) Dubicka, B., Hadley, S. & Roberts, C. (2006) Suicidal behaviour in youths with depression treated with new-generation antidepressants: Meta-analysis. Br J Psychiatry, 189; 393-398.
13) Emslie, G.J., et al. (2009) Escitalopram in the treatment of adolescent depression: A randomized placebo-controlled multisite trial. J Am Acad Child Adolesc Psychiatry, 48(7); 721-729.
14) Hasin, D.S., et al. (2005) Epidemiology of major depressive disorder: Results from the National Epidemiologic Survey on Alcoholism and Related Conditions. Arch Gen Psychiatry, 62(10); 1097-1106.
15) Hughes, C.W., et al. (2007) Texas Children's Medication Algorithm Project: Update from Texas Consensus Conference Panel on Medication Treatment of Childhood Major Depressive Disorder. J Am Acad Child Adolesc Psychiatry, 46(6); 667-686.
16) Kashani, J.H. & Carlson, G.A. (1987) Seriously depressed preschoolers. Am J Psychiatry, 144(3); 348-50.
17) Klein, R.G., et al. (1997) Clinical efficacy of methylphenidate in conduct disorder with and without attention deficit hyperactivity disorder. Arch Gen Psychiatry, 54(12); 1073-1080.
18) Kowatch, R.A., Fristad, M.A., Findling R.L., et al. (2009) Clinical Manual for Management of Bipolar disorder in Children and Adolescents. American Psychiatric Publishing.
19) Krieger, F.V., et al. (2011) An open-label trial of risperidone in children and adolescents with severe mood dysregulation. J Child Adolesc Psychopharmacol, 21(3);

237-243.
20) Leibenluft, E. (2011) Severe mood dysregulation, irritability, and the diagnostic boundaries of bipolar disorder in youths. Am J Psychiatry, 168(2); 129-142.
21) Leibenluft, E., et al. (2003) Defining clinical phenotypes of juvenile mania. Am J Psychiatry, 160(3); 430-437.
22) Luukkonen, A.I., Räsänen, P., Hakko, H. et al. (2009) Bullying behavior is related to suicide attempts but not to self-mutilation among psychiatric inpatient adolescents. Psychopathology, 42(2); 131-138.
23) March, J., et al. (2004) Fluoxetine, cognitive-behavioral therapy, and their combination for adolescents with depression: Treatment for Adolescents With Depression Study (TADS) randomized controlled trial. Jama, 292(7); 807-820.
24) Merikangas, K.R., et al. (2007) Lifetime and 12-month prevalence of bipolar spectrum disorder in the National Comorbidity Survey replication. Arch Gen Psychiatry, 64(5); 543-552.
25) Meyer, T.D., Kossmann-Bohm, S. & Schlottke, P.F. (2004) Do child psychiatrists in Germany diagnose bipolar disorders in children and adolescents? Results from a survey. Bipolar Disorders, 6(5); 426-431.
26) Mitchell, J., et al. (1988) Phenomenology of depression in children and adolescents. J Am Acad Child Adolesc Psychiatry, 27(1); 12-20.
27) Pappadopulos, E., et al. (2006) Pharmacotherapy of aggression in children and adolescents. Efficacy and effect size. J Can Acad Child Adolesc Psychiatry, 15(1); 27-39.
28) Petersen, A.C., Sarigiani, P.A. & Kennedy, R.E. (1991) Adolescent depression: Why more girls? J Youth Adolesc, 20(2); 247-71.
29) Posner, K., et al. (2007) Columbia Classification Algorithm of Suicide Assessment (C-CASA): Classification of suicidal events in the FDA's pediatric suicidal risk analysis of antidepressants. Am J Psychiatry, 164(7); 1035-1043.
30) Puig-Antich, J., et al. (1978) Prepubertal major depressive disorder: A pilot study. J Am Acad Child Psychiatry, 17(4); 695-707.
31) Roy, A.K., et al. (2013) Clinical features of young children referred for impairing temper outbursts. J Child Adolesc Psychopharmacol, 23(9); 588-596.
32) Roy, A.K., Lopes, V., Klein, R.G. (2014) Disruptive mood dysregulation disorder: A new diagnostic approach to chronic irritability in youth. Am J Psychiatry, 171(9); 918-924.
33) Ryan, N.D., et al. (1987) The clinical picture of major depression in children and adolescents. Arch Gen Psychiatry, 44(10); 854-861.
34) 斉藤卓弥 (2006) 子どもの気分障害. 増刊号 今日の精神科治療指針 臨床精神医学, 35; 327-331.
35) 斉藤卓弥, 西松能子 (2005) 児童思春期うつ病の治療 過去10年間の対照試験の結果の検討. 精神科治療学, 20(4); 421-433.
36) Scotto Rosato, N., et al. (2012) Treatment of maladaptive aggression in youth: CERT guidelines II. Treatments and ongoing management. Pediatrics, 129(6); e1577-1586.
37) Strober, M., et al. (1993) The course of major depressive disorder in adolescents: I. Recovery and risk of manic switching in a follow-up of psychotic and nonpsychotic subtypes. J Am Acad Child Adolesc Psychiatry, 32(1); 34-42.
38) Wagner, K.D., et al. (2003) Efficacy of sertraline in the treatment of children and

adolescents with major depressive disorder: Two randomized controlled trials. JAMA, 290(8); 1033-1041.
39) Wagner, K.D., et al. (2006) A double-blind, randomized, placebo-controlled trial of escitalopram in the treatment of pediatric depression. J Am Acad Child Adolesc Psychiatry, 45(3); 280-288.
40) Waxmonsky, J., et al. (2008) The efficacy and tolerability of methylphenidate and behavior modification in children with attention-deficit/hyperactivity disorder and severe mood dysregulation. J Child Adolesc Psychopharmacol, 18(6); 573-588.
41) Waxmonsky, J.G., et al. (2013) A novel group therapy for children with ADHD and severe mood dysregulation. J Atten Disord, 17(6); 527-541.
42) Zisook, S., et al. (2007) Effect of age at onset on the course of major depressive disorder. Am J Psychiatry, 164(10); 1539-1546.
43) Zuckerbrot, R.A., et al. (2007) Guidelines for adolescent depression in primary care (GLAD-PC): I. Identification, assessment, and initial management. Pediatrics, 120(5); e1299-1312.

第6章

子どもの強迫症／強迫性障害

館農　勝

I　はじめに

　子どもの強迫症状は，正常の発達過程にみられる儀式的な行動から，強迫症／強迫性障害（OCD）の診断に至るまで多様である。これまで，子どものOCDは，比較的稀なものと考えられてきたが，近年，その有病率は，従来考えられていたよりも高いことがわかってきた。OCDは，世界保健機関の調査において，生活障害の重症度が高い精神疾患の一つとされているが，およそ半数は児童思春期に発症すると言われている。
　本章では，子どものOCDについて，その概要，診断，治療と支援などについて解説する。

II　強迫症／強迫性障害（OCD）の診断と評価

1．DSM-5における診断基準

　強迫症／強迫性障害（Obsessive-Compulsive Disorder：OCD）は，DSM-IV-TRでは不安障害に含まれていた。DSM-5への改訂において，不安障害の領域には大きな変更が加えられ，OCDは，「とらわれ」および「繰り返し行

表1

DSM-IV-TR		DSM-5
不安障害		強迫症および関連症群／強迫性障害および関連障害群
強迫性障害	→	強迫症／強迫性障害
身体表現性障害		
身体醜形障害	→	醜形恐怖症／身体醜形障害
他のどこにも分類されない衝動制御の障害		
抜毛癖	→	抜毛症
		ためこみ症
		皮膚むしり症
		物質・医薬品誘発性強迫症および関連症
		他の医学的疾患による強迫症および関連症
		他の特定される強迫症および関連症
		特定不能の強迫症および関連症

為」を共有する強迫症および関連症群（Obsessive-Compulsive and Related Disorders : OCRD）として独立した章となった[2]（表1）。

　DSM-5におけるOCDの診断基準では，①強迫観念，強迫行為，またはその両方が存在し，②それらが時間を浪費させ，強い苦痛や機能障害を引き起こしていることが必須とされている。除外基準として，物質や他の疾患の生理学的作用によらないこと，他の精神疾患の症状ではうまく説明できないことが記載されている。

　強迫観念は，反復的で持続的な思考，衝動，またはイメージと定義され，侵入的で，たいていの人に強い苦痛や不安を引き起こす。強迫観念は楽しいものではないため，それを無視する，抑え込む，あるいは，他の思考や行動で中和しようとすることになる。

　一方，強迫行為は，繰り返される行動，または心の中の行為であり，強迫観念に対応して，あるいは，厳密な決まりに従い行為を行うように駆り立てられているように感じる。強迫行為は，強迫観念によって生じた苦痛を減弱すること，恐ろしい出来事を防止することを目的に行われるが，現実的な意味ではつながりをもたず，明らかに過剰である。

　DSM-5への改訂において，診断に影響を与える可能性が指摘されているの

が，自我違和感に関する項目が削除された点である。つまり，その強迫観念または強迫行為が過剰である，あるいは，不合理であるとの認識は，診断に必要ではなくなった。

子どもの OCD の診断においては，以前から，自我違和感がみられなくてもよいとされてきたが，今後，この診断基準の改訂が，統合失調症や自閉スペクトラム症との鑑別にどのような影響を与えるのか，慎重に見守る必要がある。

特定用語として，DSM-IV-TR では，「洞察に乏しいもの」のみが設けられていたが，DSM-5 では，病識の程度を3段階で評価するようにしている。また，「チック関連」については，現在症のみならず，既往歴についても評価する。

2. OCD の症状

強迫観念や強迫行為の内容は多彩であるが，子どもから大人まで，国や時代によらず，共通した症状の次元（ディメンション）が認められる。それらは，対称性，禁じられた思考，洗浄，ためこみである[3]。このうち，ためこみは，DSM-5 においてためこみ症として独立した診断となった。「対称性」は，物の配置，配列，数かぞえや儀式行為などであり，「禁じられた思考」は，宗教的，性的，加害に関するもの，「洗浄」は，汚染に関する不安や恐怖と，手洗いや清掃などの行為である。

子どもの OCD で頻度の高い症状として，汚染恐怖，洗浄行為，確認行為などがあげられるが，基本的には成人と大きな違いはない。子どもの OCD の特徴としては，強迫行為が強迫観念よりも出現しやすいこと，家族など他者を巻き込みやすいこと，自我違和感に乏しいこと，チック症の併存率が高いこと，低年齢では男児の比率が高いことなどがあげられる。

成人 OCD の重症度評価には，Yale-Brown Obsessive Compulsive Scale（Y-BOCS）を用いることが標準的である。Y-BOCS を修正し，6歳から17歳までの児童思春期症例における強迫症状の重症度評価のために作成されたスケールが，Children's Yale-Brown Obsessive Compulsive Scale（CY-BOCS）である[17]。日本語版 CY-BOCS の信頼性や妥当性の検討も行われている[16]。CY-BOCS では，強迫症状を確認した上で標的症状リストを作成し，強迫観念，

強迫行為，それぞれ5項目について，0〜4点の5段階で重症度を評価する。よって，総スコアは，0〜40点となる。実際の臨床場面で，全例に施行することは不可能であるが，臨床試験の多くでこのスケールが使用されており，一度，目を通しておくことは有益である。

3．OCDの有病率

　成人を対象にDSM-IV-TRの診断基準を用いて米国で行われた大規模な調査の結果から，OCDの生涯有病率は2.3％，12カ月有病率は1.2％と報告されている[15]。そして，およそ半数は，小児期にOCD症状を発症していると言われる[5]。系統的レビューからも，OCDは早発型（平均発症年齢11歳）と遅発型（同23歳）に2分できるとされている[18]。子どものOCDの有病率に関しては，調査方法や対象により異なるが，2〜3％とするものが多く，成人と同程度とされる。有病率の性差に関しては，成人では，おおむね男女差はないとされるが，小児期では男児の割合が高い。早発型OCDの特徴として，男児に多い，チック症を併発しやすい，症状が重度である，多彩な強迫症状を認める，家族内有病率が高いことなどが報告されている。

4．OCDの生物学的病態基盤

　OCDの病態基盤として，多くの研究で皮質−線条体−視床−皮質（CSTC）回路の関与が示唆されている[14]。また，セロトニン系に作用する薬剤が有効であることから，セロトニン系の異常が関与していることが推察されるが，このCSTC回路は，セロトニンなどの神経伝達物質により制御されている。

　Hollanderらにより，OCDの多様性を理解するための概念として強迫スペクトラム障害（Obsessive-Compulsive Spectrum Disorders：OCSD）が提唱された。OCSDでは，典型的なOCDを中核に，強迫観念や不安といった認知プロセスが優位でセロトニン系が関与するcognitive OCDと，観念や不安の先行を認めず，駆り立てられるように行為を繰り返すチック関連OCDの特徴に一致したドパミン系の影響が大きいmotoric OCDとのスペクトラムが示されている[8]。チックとOCDの共通性は，ドパミン系の関与を支持する。

OCDの高い家族集積性や双胎研究の結果からは，遺伝要因が考えられる[11]。また，子どものOCDにおいては，虐待などの心理的要因が発症の誘因となりうることが報告されている[20]。よってOCDは，多因子が複雑に相互作用した結果，発症に至るものと考えられる。

5．子どものOCDの予後

OCDは，心理療法や薬物療法が奏功する症例も多いが，適切な治療が行われないと慢性的な経過をとり，一部の症例では，さまざまな治療を試みても完解には至らない。英国・モーズレイ病院のOCD外来で9年以上の経過観察が可能であった子ども142人を対象とした調査で，41％が調査時点でもOCDと診断された[12]。治療抵抗性を予測する因子としては，治療開始前の重症度や全般的機能水準の低さ，罹病期間の長さ，強迫症状の多様性などがあげられている[19]。

6．OCDの鑑別診断

多くの精神疾患がOCDの鑑別にあげられる。留意すべき点は，これらは，鑑別疾患であり，かつ，頻度の高い併存症だということである。複数の精神疾患の診断基準を満たす症例では，それぞれの症状に対して適切な治療が行われるべきである。

1）正常な儀式的行動

子どもの場合，正常な発達過程において，遊びのなかで観察されるこだわり行動，就寝前の入念な儀式的行為，着衣や排せつに関する習慣など，OCDに類似した行動が見られることがある。このような症状は，成長とともに自然と軽快することがほとんどであり，学童期までには消失することが一般的である。OCDの診断が考慮されるべきか否かは，その過剰さが一般的に想定される程度を超えているか，日常生活に困難を生じさせているかなどを総合的に判断する。

2）虐待と関連した強迫症状

虐待は，子どもに，さまざまな精神的問題を生じさせる。幼少期であれば，

反応性アタッチメント障害や注意欠如多動症（ADHD）様の症状，解離症状などが認められる場合がある。被虐待児が OCD 症状を主訴に受診することは稀であるが，虐待をはじめとしたトラウマ体験と OCD 症状との関連が報告されており，子どもの強迫症状を診察する際には，虐待の可能性も念頭に置く必要がある[20]。

3）不安症群

反復的な思考，保証を求める行為の繰り返し，回避的な行動などは，不安症群でもみられる。全般不安症の子どもにおける不安や心配は，教室や学校行事での振る舞いなど，現実的な出来事と関連していることが一般的である。OCD における強迫観念は，生活上の心配事とは関係なく，奇妙で不合理な内容を含むことも多い。

4）抑うつ障害群

うつ病では，特定の出来事を繰り返し考えるなど，強迫観念に類似した症状が認められる場合もあるが，気分に関連することが一般的である。それらは，侵入的または苦痛をもたらすものとしては体験されておらず，強迫行為との結びつきも認められない。

5）他の強迫症および関連症群

醜形恐怖症の OCD 様症状は，身体的な外見の心配に限定される。抜毛症における強迫行為は，体毛を抜くという行為に限られ，強迫観念は認めない。ためこみ症は，DSM-5 で新たに診断として定義されたが，典型的な強迫観念を有し，そのために，強迫的なためこみ行動が生じている場合には，OCD と診断すべきとされている。

6）他の医学的疾患による強迫症および関連症

溶連菌感染症関連小児自己免疫性神経精神疾患（PANDAS）は，A 群 β 型溶血性連鎖球菌感染症後に生じる強迫症状やチック症状で，感染後自己免疫疾患と同定されている。強迫症状の発現に先行した溶連菌感染が確認された際には，PANDAS を鑑別すべきであるが，DSM-5 では，まだ議論の余地がある診断と記されている。より広義の臨床単位として，特発性小児急性神経精神症候群（CANS），あるいは，小児急性発症神経精神症候群（PANS）の用語も使

用されている[13]。

7）統合失調症

病識に関する特定用語で「妄想的な信念を伴う」と診断されるようなOCDでは，統合失調症との鑑別も考慮されるが，幻覚やまとまりのない発語など精神病症状の有無で鑑別する。注意すべきは，稀ではあるが，当初はOCDと診断されたものの症状が消褪し，かなりの時間が経過した後で，統合失調症の症状が出現する症例もあることである。つまり，過去の強迫症状が，後に，統合失調症の前駆症状であったと考えられる症例もあり，注意深い経過観察が必要となる。

8）自閉スペクトラム症

自閉スペクトラム症（ASD）の診断には，「複数の状況で社会的コミュニケーションおよび対人的相互反応における持続的な欠陥がある」こと，および，「行動，興味，または活動の限定された反復的な様式」が必要である。後者の"こだわり"の症状は，強迫症状との鑑別が困難な場合もある。しかし，ASDでは，自我違和感や不合理感に乏しく，むしろ，安堵感を得るために，同一性保持や常同行為，特定の対象物に固執するといった行動をとると考えられている。

ASDとOCDの鑑別は重要であるが，その一方で，両診断が併存する症例もある。OCDに限らず精神疾患の鑑別に際しては，年齢を問わず，ASDの診断の可能性を検討することが重要であると思われる。

9）チック症群

チックは，突発的，急速，反復性，非律動性の運動または発声と定義される。多彩な運動チック，および，一つ以上の音声チックが，たとえ時期を異にしても両方存在し，1年以上持続した場合には，トゥレット症と診断する。複雑性チックと強迫行為の鑑別が困難な場合もあるが，強迫行為では一般的に強迫観念が先行し，チックでは，しばしば，予兆となる感覚衝動が先行する。

チックは，OCDの特定用語であるが，同時に，頻度の高い併存症でもある。OCDにおけるチック症の生涯有病率は30％ほどといわれているが，子どものOCDのおよそ半数にチックを認めたとの報告もあり，チック関連OCD（tic-related OCD）との用語が使用される場合もある[4]。チック関連OCDは，発

症年齢が低く，男児に多い傾向があるとされる。チック症を併存したOCDでは，セロトニン系に作用する薬剤では十分な効果を得られない場合があり，ドパミン系に作用する非定型抗精神病薬が有効なことも多い。

Ⅲ　強迫症／強迫性障害（OCD）の治療と支援

OCDの治療に関しては，英国 National Institute for Health and Clinical Excellence（NICE）のガイドライン（www.nice.org.uk），米国児童青年精神医学会（AACAP）による Practice Parameter[1]，そして，わが国における各領域の専門家から構成された研究班の活動成果として出版された齊藤・金生によるガイドライン[16]などがある。

それらに共通して言えるのは，まずは，OCDに関する情報提供を含めた心理教育，次に，認知行動療法（CBT）を中心とした心理療法，そして，治療効果が十分ではない症例や中等度以上の重症度を有する症例に対しては，薬物療法の開始である。

1．心理教育

親への心理教育として，子どものOCDでは巻き込み型が多く，そのために親は疲弊し，時には子どもに対して怒りの感情を抱いてしまっている場合もあるため，子どもはわざと強迫行為をしているのではなく，OCDという病気に支配された結果の行動であることを説明する。OCDの発症原因は，親の育て方など，誰かのせいではないということを伝えるのも重要である。受診に至るまでの親の苦労を労いながら，親が子どものためと思って行っている行為が，逆にOCD症状の持続につながっている場合には，それを控えてもらうように助言する。OCDの治療を継続していく上では，他の精神疾患同様，子どもと治療者のみならず，親と治療者の信頼関係の確立も重要である。

2．心理療法

OCDの心理療法に関しては，行動療法の技法として開発された曝露反応妨

害法（exposure/response prevention：ERP）の有効性が認められている。成人OCDに対するERPの有効性が実証された後，子どものOCDへの有効性を確認するための臨床研究の過程で，その治療プログラムが提案され，効果が証明されるに至った。その後，OCDに特有な認知の偏りに対する心理療法の必要性も指摘され，認知療法に基づく介入の有効性の検証が行われた。そのようなさまざまな経過を経て，現在，子どものOCDに対する心理療法として，ERPを用いた認知行動療法が行われることが多いようである[6,7]。OCDを維持，悪化させる悪循環のメカニズムとして，先行刺激による強迫観念から不安が生じ，その軽減のための強迫行為が行われ，不安は一時的には軽減するものの，あくまで一時的であり，少しでも不安になるたびに強迫行為をしないと気が済まなくなるという悪循環が生じる[9]。そのような，OCDの持続，悪化に関与するメカニズムを意識し，曝露する課題の設定，実際の曝露，主観的不快感尺度（SUD）の評価を行っていく。

3．薬物療法

OCDの薬物療法に関しては，当初，成人OCDにおいてセロトニン再取り込み阻害薬（SRI）であるクロミプラミンが有効であることが報告され，その後，同剤の児童思春期症例への有効性に関しても二重盲検試験が行われ，同様に有効であることが報告された。選択的セロトニン再取り込み阻害薬（SSRI）が登場後は，OCDのファーストラインの治療薬としてSSRIがあげられており，わが国においては，成人ではフルボキサミンとパロキセチンの2剤の使用が認められている（表2）。

児童精神科領域におけるSSRIの有効性に関しては，うつ病では，二重盲検試験におけるプラセボ群の高い反応性のために，治療薬とプラセボで有意差が観察されなかった試験も少なくない。一方，OCDでは，子どもを対象とした比較試験でもSSRIの有効性が示されているものが多い。しかし，多くの研究で，心理療法のみ，あるいは，薬物療法＋心理療法の有効性が報告されており，薬物療法の導入，あるいは，効果が判然としない場合の薬物療法の継続には慎重な判断が必要である[6,10]。

表2

一般名	日本のうつ病最大用量	日本のOCD最大用量	米国のOCD最大用量	米国のOCD小児適応
フルボキサミン	150	150	300	○（8歳以上）
パロキセチン	40	50	60	
クロミプラミン	225		250	○（10歳以上）
セルトラリン	100		200	○（6歳以上）
エスシタロプラム	20		40	
シタロプラム			80	
フルオキセチン			80	○（7歳以上）

※米国のOCD小児適応に関しては，Dr. Walkup, J. の講演資料（2014年8月）を参照

　OCDでは，わが国におけるパロキセチンの承認用量をみてもわかるように，うつ病の治療に比べて，より高用量が必要な場合も多い。しかし，用量依存的な治療効果を示す報告が多いものの，副作用の発現リスクも高まり，慎重な用量調整が必要である。

　SRIで十分な治療効果が得られない症例や，チック症を併存した症例などでは，アリピプラゾールやリスペリドンをはじめとした非定型抗精神病薬の追加，あるいは，切り替えも検討されるべきである。

　OCDに限ったことではないが，子どもの精神疾患に対して薬物療法を行う際には，基本的に，わが国における適応は成人を対象としたものであり，適応外の処方となることに留意しなければならない。子どもでは，成人よりも副作用が出現しやすいため，薬物療法の要否の判断は慎重に行い，開始する場合は，成人の開始用量よりも少量から始めることを考慮し，また，その治療効果，有効であった場合にも継続の必要性を適切に判断する必要がある。

Ⅳ　その他の強迫症関連症

1．醜形恐怖症／身体醜形障害

　醜形恐怖症は，DSM-IV-TRでは，身体表現性障害に含まれていたが，DSM-5でOCRDに含まれるようになった。診断には，①他人には認識できな

いか些細な身体の欠陥または欠点へのとらわれ，②外見上の心配に反応して行う繰り返し行動（鏡による確認など）が必要である。つまり，「とらわれ」と「繰り返し行為」という点で，他のOCRDと共通する。

2．ためこみ症

ためこみ症は，DSM-5において新設された診断である。診断基準としては，①所有物を捨てられない，②品物を保存したい要求や捨てることに関連した苦痛がある，③所有物を捨てられないために生活空間が物で埋め尽くされているなどの項目が設けられている。診断に際しては，過剰収集と病識について特定する。

ためこみは，もともと，対称性，禁じられた思考，洗浄などとともに，OCDの症状ディメンションを構成するものであったが[3]，他のディメンションとの関連性に乏しいことなどから独立した疾患単位とされた。診断項目である，所有物による生活空間の占拠に関しては，住まいの広さなど住環境の要因，趣味で収集している本人にとって価値のある品物の取り扱い，ネット検索を繰り返して画像などのファイルを収集するような場所を取らないためこみ行為，ADHDによる片づけの困難さをどう取り扱うかなど，今後の議論が注目される。

3．抜毛症

抜毛症は，DSM-IV-TRでは，抜毛癖として，他のどこにも分類されない衝動制御の障害に含まれていた。DSM-5の診断基準は，①繰り返し体毛を抜き，その結果，喪失する，②抜毛を減らそう，やめようと繰り返し試みる，とされている。DSM-IV-TRでは，診断基準に，体毛を抜く直前の緊張感の高まりや，抜毛の際の快感，満足，解放感といった項目があったが，それらはDSM-5への改訂で削除されている。治療としては，OCDの治療に準じたもののほか，つかんだ髪を抜きづらくし，無意識の行動を意識化するために，髪にクリームを塗るなどの対処を行う場合もある。

4．皮膚むしり症

　皮膚むしり症は，DSM-5 で新たな疾患単位として定義された。診断は，①繰り返される皮膚むしり行為，②それを減らす，またはやめようと繰り返し試みることとされる。DSM-5 英語版では，Excoriation に加えて，Skin-Picking と併記されている。

　皮膚むしり症は，前述の抜毛症とともに，身体集中反復行動症（Body-Focused Repetitive Behavior：BFRB）と称されることもある。これら BFRB は，前述の強迫スペクトラム障害（OCSD）の概念における motoric OCD に属すると考えられ，治療としては，非定型抗精神病薬の使用も検討される場合がある。

Ⅴ　症例提示

　ここで筆者が経験した症例を提示する。個人情報保護のため，その主旨に影響を与えない範囲で一部の情報を改変した。

1．Aくん（6歳・男児）

　【主訴】 かんしゃくが激しい（母親）

　【生育歴】 父，母，妹（3歳），弟（0歳）との5人暮らし。乳幼児健診での指摘事項はなく，現在は幼稚園に通う。母親は不安が強く，やや神経質。

　【現病歴】 X－1年10月頃（5歳時）から，時おり，かんしゃくを起こして泣きわめいた。X年1月に弟が生まれたが，出産前に母親は切迫早産で入院したため，父方祖母がA宅に寝泊まりして世話をした。X年3月下旬頃から，かんしゃくの頻度と激しさが増したという。とりわけ，着衣に関するこだわりが強く，左右の靴下のゴムの高さがずれることをひどく気にして，何度も何度も左右の高さを揃える動作を繰り返した。思い通りに行かないと，大声で泣きわめき，時には母親を叩くなどした。また，手を洗うために袖をまくる際には，左右がきっちり揃わないと，何度も母親にやり直すことを要求した。着衣に関するこだわりからパニックになったAは，イライラして妹を叩くこともあり，

不安を感じた母親に連れられ初診した。

【診察所見】外見は年齢相応で，イスに静座し診察に応じた。幼稚園は楽しいと語り，友達も多かった。着衣に関するこだわりに関しては「（左右の高さが）同じ方がいいから直すの」と答え，何度も直さなければならないので大変ではないかと声をかけると「だって，嫌なんだもん」と述べた。

WISC-IVでは全検査IQ 105で，下位検査にばらつきは認めなかった。母親を通じて提供された幼稚園の先生からの報告では，「みんなと仲良く遊べています」「家での様子をうかがい驚きました。園では心配なことはありませんでした」などの記載があり，対人社会性の問題を示唆する記述はなかった。診察室での様子や，広汎性発達障害日本自閉症協会評定尺度（PARS）に基づく母親からの聴取では，自閉スペクトラム症を示唆する症候は確認できなかった。

【治療経過】母親は，姑や友人など周囲の人々から，弟が生まれた影響だから，もっとAと二人だけの時間をもつべきだと言われていたが，現実的にはそのような対応は難しく，自責的になり思い悩んでいた。Aのかんしゃくは，強迫行為に対する自我違和感の表れとの解釈も可能と思われた。そのため，OCDについて心理教育し，やがては症状が軽減すると思われること，育児や家族に問題があるわけではないことなどを説明した。

Aに対しては，診察室では幼稚園の楽しい出来事を話題に会話しながら，大丈夫だよとの声かけを行った。また，母親の希望もあり，かんしゃくと夜間の中途覚醒に，漢方薬のみを処方した。

やがて，母親の精神的安定に伴い，Aの強迫症状は軽快し，現在も再燃を認めていない。

2．Bさん（13歳・女児）

【主訴】不潔になることが怖くて，手を何度も洗ってしまう（本人）

【生育歴】一人っ子で，母親との二人暮らし。乳幼児期は，両親との3人暮らしであったが，Bが小学1年の時に離婚している。幼児期に，発達障害を示唆する症候は認められなかった。

【現病歴】X−1年の夏（小学6年時）から，虫歯の治療で歯科に通院した。ある日，担当していた歯科衛生士が処置器具を床に落とし，それを拾い上げる姿を目にした。衛生士は，そのまま処置を続けたため，Bは，自分の口の中に床のばい菌が入ったのではないかとひどく不安になった。しだいに，汚染に関する不安が増し，歯科には通院できなくなった。また，その歯科医院の診察券，診察券を入れた財布，同じ財布に入れていた他のカード，その財布を入れたカバンなど，多くの物が汚染されたのではないかと不安になった。

汚染に関する不安の対象は拡大し，歯科受診した後に触った家のドアノブも汚染されていると考えるようになり，ドアの開閉が苦痛になった。Bが汚くなってしまったと考える物に触れた後には，複数の洗剤を使用し，何十分も手を洗わなくては不安で，手洗いを続けた結果，手肌はひどく荒れた。

また，母親が，汚染された物に触れることも禁じ，歯科を受診した際の財布に入れていた銀行のキャッシュカードを使用することも嫌がった。母親は，Bの強迫症状に巻き込まれ，家の中にある汚染された物に触れないように気を使って移動しなければならない状態であった。母親が汚染された物に触れると，すぐに手を洗い消毒するように指示するため，母子の口論が日常化していた。

登校時には，母親に玄関のドアを開けるよう指示したが，歯科受診した際に履いていた靴の入った下駄箱に制服のスカートが触れたことで登校できなくなるなどし，学校は休みがちであった。

不潔への恐怖と過剰な手洗いを主訴に，X年の秋（中学1年時）に初診した。

【初診時所見】制服姿であったが，やや清潔感を欠いていた。ハキハキとした口調で会話し，いかに自分が強迫症状に困っているかを多弁に語った。手洗いが過剰であるとの自覚はあり，その時間を短くしたいと述べた。また，強迫症状のために登校できず，勉強ができないことが辛いと述べた。血液検査等では，異常を認めなかった。

【治療経過】Bは，すでにインターネットで，OCDに関してさまざまな検索を行い，かなりの知識を有していたため，母親も含めて話し合い，早めに薬物療法を開始し，心理士による認知行動療法を並行して行うこととした。

薬物療法としては，フルボキサミンを25mgから開始し，慎重に漸増した。

治療効果と忍容性を確認しながら150mgまで増量したが，一定の症状の軽快は認めたものの，Bが苦痛を感じる症状は複数残存していた。Bの希望もあり，フルボキサミンをパロキセチンに変更し，現在は，40mgを服薬している。

　心理士による全10回のCBTでは，「汚染に関する不合理な認知の修正」を治療目標とした。初回は，困っていることの確認とCBTに関する導入を行い，ホームワークとして，洗浄に要する時間の計測などを行った。2回目には，不安階層表の作成とリラクセーションを中心としたストレスマネジメントについて学び，ホームワークとして，洗浄時間の5分短縮，リラクセーションの実施などを行った。CBTの中盤である3〜6回では，面談時には前回のホームワークの確認と認知再構成を行い，ホームワークとして，認知の歪みに対する反証（コラム法的介入）を試した。7〜9回では，環境調整（汚染されたと思い込んでいる対象物の取り扱い）と行動活性化（外出行動の促進）を取り上げ，近くの公園への外出や友達との連絡などを促した。そして，最終の10回目には，これまでの振り返りを行った。BへのCBTにおいては，負の行動を減らすという視点に偏らず，正の行動を増加させるという視点が重要であった。また，ストレスマネジメントへの取り組みに加え，心理士が，Bと母親の間に入り，それぞれの考えの橋渡し役を担い，時には，ペアレントトレーニング的な関わりを行うなど，積極的に母親を巻き込んだことも治療が奏功した要因であったと考える。

　現在は，強迫症状は残存しているものの大幅に軽減しており，毎日学校に登校し，友達との交流も活発である。

VI　おわりに

　子どものOCDは，従来考えられていたよりも頻度の高い疾患で，寛解率は低く，症状は長期にわたり持続することも多い。OCDは，生活障害が重度な疾患であり，適切な診断と介入が重要である。子どもの強迫症状を診察する際には，多面的な視点からの評価が必要であると考える。

引用文献

1) AACAP (2012) Practice parameter for the assessment and treatment of children and adolescents with obsessive-compulsive disorder. Journal of the American Academy of Child and Adolescent Psychiatry, 51; 98-113.
2) APA (2013) Diagnostic and Statistical Manual of Mental Disorders: DSM-5. American Psychiatric Association.
3) Bloch, M.H., Landeros-Weisenberger, A., Rosario, M.C., et al. (2008) Meta-analysis of the symptom structure of obsessive-compulsive disorder. The American Journal of Psychiatry, 165; 1532-1542.
4) Conelea, C.A., Walther, M.R., Freeman, J.B., et al. (2014) Tic-related obsessive-compulsive disorder (OCD): Phenomenology and treatment outcome in the Pediatric OCD Treatment Study II. Journal of the American Academy of Child and Adolescent Psychiatry, 53; 1308-1316.
5) de Mathis, M.A., Diniz, J.B., Hounie, A.G., et al. (2013) Trajectory in obsessive-compulsive disorder comorbidities. European Neuropsychopharmacology: The Journal of the European College of Neuropsychopharmacology, 23; 594-601.
6) Franklin, M.E., Sapyta, J., Freeman, J.B., et al. (2011) Cognitive behavior therapy augmentation of pharmacotherapy in pediatric obsessive-compulsive disorder: The Pediatric OCD Treatment Study II (POTS II) randomized controlled trial. JAMA, 306; 1224-1232.
7) Freeman, J., Sapyta, J., Garcia, A., et al. (2014) Family-based treatment of early childhood obsessive-compulsive disorder: The Pediatric Obsessive-Compulsive Disorder Treatment Study for Young Children (POTS Jr)--a randomized clinical trial. JAMA Psychiatry, 71; 689-698.
8) Hollander, E., Wong, C.M. (1995) Obsessive-compulsive spectrum disorders. The Journal of Clinical Psychiatry, 56 Suppl 4; 3-6; discussion 53-55.
9) 飯倉康郎 (1999) 強迫性障害の治療ガイド. 二瓶社.
10) Ivarsson, T., Skarphedinsson, G., Kornor, H., et al. (2015) The place of and evidence for serotonin reuptake inhibitors (SRIs) for obsessive compulsive disorder (OCD) in children and adolescents: Views based on a systematic review and meta-analysis. Psychiatry Research, 227; 93-103.
11) Mataix-Cols, D., Boman, M., Monzani, B., et al. (2013) Population-based, multigenerational family clustering study of obsessive-compulsive disorder. JAMA Psychiatry, 70; 709-717.
12) Micali, N., Heyman, I., Perez, M., et al. (2010) Long-term outcomes of obsessive-compulsive disorder: Follow-up of 142 children and adolescents. The British Journal of Psychiatry, 197; 128-134.
13) Murphy, T.K., Gerardi, D.M., Leckman, J.F. (2014) Pediatric acute-onset neuropsychiatric syndrome. The Psychiatric Clinics of North America, 37; 353-374.
14) Pauls, D.L., Abramovitch, A., Rauch, S.L., et al. (2014) Obsessive-compulsive disorder: An integrative genetic and neurobiological perspective. Nature Reviews Neuroscience, 15; 410-424.
15) Ruscio, A.M., Stein, D.J., Chiu, W.T., et al. (2010) The epidemiology of obsessive-

compulsive disorder in the National Comorbidity Survey Replication. Molecular Psychiatry, 15; 53-63.
16) 齊藤万比古, 金生由紀子 (2012) 子どもの強迫性障害 診断・治療ガイドライン. 星和書店.
17) Scahill, L., Riddle, M.A., McSwiggin-Hardin, M., et al. (1997) Children's Yale-Brown Obsessive Compulsive Scale: Reliability and validity. Journal of the American Academy of Child and Adolescent Psychiatry, 36; 844-852.
18) Taylor, S. (2011) Early versus late onset obsessive-compulsive disorder: Evidence for distinct subtypes. Clinical Psychology Review, 31; 1083-1100.
19) Torp, N.C., Dahl, K., Skarphedinsson, G., et al. (2015) Predictors associated with improved cognitive-behavioral therapy outcome in pediatric obsessive-compulsive disorder. Journal of the American Academy of Child and Adolescent Psychiatry, 54; 200-207 e201.
20) Visser, H.A., van Minnen, A., van Megen, H., et al. (2014) The relationship between adverse childhood experiences and symptom severity, chronicity, and comorbidity in patients with obsessive-compulsive disorder. The Journal of Clinical Psychiatry, 75; 1034-1039.

第7章

児童思春期の摂食障害
――心と身体の包括的治療について

氏家　武

I　はじめに

　児童思春期に認められることが多い摂食障害には，異食症，反芻症，回避・制限性食物摂取症，神経性無食欲症，神経性過食症，過食性障害などがある[1]。これらの疾患のなかで，神経性無食欲症は重篤な精神心理学的な病理に加えて著しいいる痩を呈するため，心と身体の包括的な治療を要する病態である。通常の医学モデルでは，子どもの心の問題は児童精神科，身体の問題は小児科が担当するというように，子どもの心と身体を包括的に診療する医学的スタンスは確立されていない。

　神経性無食欲症の子どもと家族は，身体的な痩せや飢餓による身体障害の程度の違いだけではなく，拒食に込められた子どもの張りつめた気持ちも，親子が抱えている困難さも一人ひとり大きな違いがある。そしてそれと同じように，そのような親子に向き合う治療者としての姿勢にもまた一人ひとり大きな違いがある。しかし，神経性無食欲症の治療においては，そのような表面的な違いを超えたところに，なお一つの基本的な考え方があると著者は考えている[5, 10, 11]。この章では，多くの神経性無食欲症の子どもと家族との出会いから著者が直に学んだ心と身体の包括的治療について詳述したい。

Ⅲ 児童思春期における神経性無食欲症の心身医学的特徴

　神経性無食欲症は神経性やせ症とも呼ばれ，DSM-5 による診断基準[1]では，日常生活に必要なカロリー摂取を制限して有意な低体重状態を続け，それにもかかわらず体重増加や肥満になることに対する強い恐怖を抱き，体重増加を妨げる持続した行動があり，ボディイメージの障害や現在の低体重の深刻さに対する認識の持続的欠如が認められると定義されている。著者は，神経性無食欲症では年齢と身長に対する健常体重を維持することを頑なに拒み死をも恐れようとしない病的な信念と，体重が著しく低下して身体的な健康を害しているにもかかわらず体重が増えることに対して妄想ともいえるほどの病的な恐怖心が中核的な精神病理であると考えている[5,12]。その結果，著しい痩せ（健常体重・標準体重の 20％以上）と女性の場合は 3 カ月以上に渡って無月経が続き，前思春期女児例では初潮の遅れ，男児では第二次性徴の遅れが認められるものである。しかし，言語認知機能が十分に発達していない児童思春期例では，体重増加や肥満に対する恐怖心や歪んだ自己のボディイメージを言語的に表現することができず，その精神病理を確認することが困難な例が多いのも特徴である[2,3,7,9-11]。そのような場合には表面に現れる代償行動（過剰な運動や食物への過剰な興味・関心など），あるいは身体機能異常に対する治療への不当な抵抗などから，神経性無食欲症の精神病理が潜在することを突きとめる必要がある[7,9-11]。

　また，神経性無食欲症には，サブタイプとして摂食制限型と過食・排出型がある。制限型は不食（健常体重を維持するために必要な摂食量を摂らない）を続けるもので，過食・排出型は過食と不食あるいは過剰な運動や下剤・利尿剤などを用いて体重を減らす行為を繰り返すものである。児童期例では制限型が多いのが特徴であるが，思春期以降成人例になると，制限型で発症する例の約半数がその経過中に過食・排出型に移行すると言われている[1,2,3,9]。

　神経性無食欲症は通常思春期の女性に多く見られるが，時に前思春期発症例や男児例も見られることがある。その病因は未だ解明されていないが，遺伝と文化的要因双方の関与が考えられている。思春期・青年期女性における

表1 神経性無食欲症の痩せと過食・排出行動による心身への異常

a．消化器系・循環器系機能への影響：便秘，徐脈，全身浮腫，腹水，心嚢液の貯留，逆流性食道炎，食道裂孔など
b．成長への影響：低身長，身長の伸びの停止，長期月経停止，二次性徴の遅延など
c．骨粗しょう症，甲状腺機能低下，汎血球減少，肝機能障害など
d．脳機能への影響：学業不振，注意力散漫，不安・焦燥感の増大など（脳波の徐波化，脳CTに見られる仮性萎縮）
e．過食・自己嘔吐の影響：消化器系疾患の発症，電解質異常，顎下腺腫大，手背の吐きだこなど

神経性無食欲症の有病率は0.1〜0.2％，90％以上が女性と言われ，男性は5〜10％である。経過は慢性的になりやすく，完解と再発を繰り返すことが多い[1, 2, 3, 6, 9]。神経性無食欲症の予後（5〜10年）は，全快は47％，慢性経過が36％，部分回復が10％，死亡が7％と報告[6]されており，児童思春期の精神科疾患のなかではうつ病（気分障害）と同様に予後は楽観できない。死因は餓死あるいは自殺に依ることが多いが，時に電解質異常や嘔吐による食道破裂など器質的な異常から死に至ることもある[6]。

　児童思春期における神経性無食欲症の身体医学的問題では著しい痩せを呈する例が多く，それが常態化することにより消化器系機能の減退・回復能力の低下，消化器系疾患の発症，身長の伸びの停止，長期月経停止，骨粗しょう症，甲状腺機能低下，汎血球減少，電解質異常などの深刻な身体器質的障害を残す恐れがある。また，経過中に過食・排出型に移行するケースでは頻回の嘔吐による電解質異常や食道破裂などが認められることもある。このように，痩せの常態化の脳精神機能への影響として，食物・体重・カロリーなどへの没頭，不安抑うつ気分・焦燥感の増大，希死念慮・自殺未遂・既遂，学業不振，注意力散漫などがあり，身体的異常がさらに精神機能を悪化させるという悪循環を形成してしまう（表1）。神経性無食欲症の身体への治療が重要な理由は，このような悪循環に陥ることに対する予防的な配慮が欠かせないからである[6, 9, 10, 11]。さらに，背景にはどの症例においても親子関係・家族関係の問題が色濃く影響しており，治療としては子どもの心の問題と家族への支援を含めた包括的な治療を要することが多い[8, 9, 10, 11]。

Ⅲ 児童思春期の神経性無食欲症の治療
―― その基本的な考え方

　神経性無食欲症の子どもたちの多くは自分たちが深刻な状況に陥っていることを強く否認し，治療的介入には強い拒否を示す。しかし，このような否認と拒否は病によってもたらされた表面的な抵抗である。私たち治療者はこのような抵抗に対して厳然とした態度で臨み，病に圧倒された子どもを助けなければならない[10, 11, 12]。また，神経性無食欲症の子どもたちは比較的短期間に著しい痩せの状態を招きやすく，それによって精神身体面に重篤な障害を来すことが多い。したがって，その初期治療の基本の一つは飢餓状態の改善にあると考えてよい。しかし，それは必ずしも食行動の改善や健常体重の回復を早急に目指すことを意味するものではない。そしてもう一つの基本は家族への支援である。

　信頼関係に基づいた同意が得られれば，自己摂食でも経管栄養療法でも高カロリー輸液療法でも行動療法でも，比較的容易に治療することができる。この時，子どもの不安が強い場合には体重の回復を急がないこと，時には現状維持を目標にしてもよい。実際，体重を現状維持できるほどの摂食量があれば徐々にでも体重は回復に向かう。しかし，一方でこのような治療が通用しないケースがある。体重を強制的に増やされると病的な不安が増大し，異常な食行動がエスカレートし精神症状が悪化することがある。このような不安耐性の弱さ，衝動性の高さなどが認められる場合には，食行動の改善や健常体重の回復を図ることを治療目標にするのではなく，まず安定した治療関係を維持することである。そして，信頼関係の構築中に徐々に，背景にある個人精神病理や家族病理を扱うような精神療法や家族療法を行うべきである。もちろん，緊急時は閉鎖病棟で管理治療すべきである。

　治療への導入にあたっては，個々の精神病理を正確に見極め，子どもなりに受け入れられる治療計画を提示し，治療関係をうまく築けるかどうかが極めて重要である。その時に，家族への支援も非常に重要であり，それによって親に見通しと安心感を与え，親に子どもと一緒になって病を乗り越えようという気持ちを育むことである。治療者は子どもと家族にどんな精神心理的な混乱があ

表2　児童思春期における神経性無食欲症の精神病理

a．著しく混乱した個人精神病理（時に統合失調症に移行する）
b．著しく混乱した家族精神病理（家族相互のまとわりつきが特徴的）
c．同世代集団からの孤立による不安の反動形成（背景に自閉スペクトラム症が潜在することが多い）

るのかを明確に把握する必要がある。神経性やせ症の精神病理はさまざまであるが，大きく分けて3タイプの病理があると著者は考えている（表2）。痩せの希求（強迫観念）と体重増加に対する恐れ（妄想様の恐怖）に潜在するものは，著しく混乱した個人精神病理，あるいは著しく混乱した家族精神病理，そして同世代集団からの孤立による不安の反動形成である。もちろん，ケースによってはこれらの精神病理が重複して認められることもある。大事なことは，このような問題を家族に直面化させるのではなく，家族が子どもと一緒になって病を克服していくプロセスのなかで自然にこの問題に向き合い修正していけるように支援することである。治療への導入にあたっては，個々の精神病理を正確に見極め，親子なりに受け入れられる治療計画を提示し，治療関係をうまく築けるかどうかが極めて重要である。

Ⅳ　事例紹介

ここでは著者がこれまで治療を担当してきたケースを基に，児童思春期の神経性無食欲症の特性を理解しやすいように，また個人を特定できないようにするために架空の事例を用意した。1例目は神経性無食欲症摂食制限型の事例，2例目は神経性無食欲症過食・排出型の事例である。

1．神経性無食欲症摂食制限型の症例紹介

【症例A子】初診時13歳。両親と妹の四人家族。
【生育歴・既往歴】妹が不登校。初潮12歳。学業成績は優秀で，幼児期からピアノを習い，コンクールで優勝経験あり。
【発症経過】中学1年から通いはじめた塾で皆の目を気にして排便を我慢し

たことがあり，以来，塾の前に腹痛を訴えるようになった。その後風邪をひいたが無理して参加した宿泊学習で食事がまずくて食べられなかった。その後から毎日のように腹痛を訴え著しい食思不振が続き，身長160cm体重43kgが4カ月で34kgに減少し無月経となったため総合病院小児科を受診した。

【治療経過】著しい痩せと食思不振が認められたが，その他の身体異常や異常摂食行動や精神症状は認められなかった。小児科担当医は外来通院治療を考えたが，著しい痩せを心配する親の強い希望で入院治療を行った。自己摂食だけでは体重回復は無理と考えられ，経管栄養療法を併用することにした。同時に行動療法を導入して体重の回復を図ることにした。治療チームでは看護スタッフが意識して母性的な関わりを行うことになった。

　A子は経管栄養療法に対する拒否はないものの自分が食べられないことに対する悩みはなく，看護スタッフとはまったく話をせず要求は付き添いの母親がすべて代弁していた。病棟内では他の患者との交流もまったくなく，逆に他患と一緒の入院生活が苦痛だと母親を通して訴えるようになった。2週間もすると行動療法のルールを守れなくなり，わずかな体重増加で「もう大丈夫」と言い張り，母親もA子の強い要求に抗いきれず一方的に退院してしまった。

　しかし，退院後もまた胃部不快感を訴えてさらに体重が著しく低下したため，1週間後に親が再入院を希望して連れてきた。そこで対応に苦慮した小児科医から筆者に診察の依頼があり，すぐに筆者のクリニックを受診してもらい，詳細な病歴聴取や精神医学的な評価を行った。

　それによって，次のようなことがA子の背景病理として明らかになった。すなわちA子は幼児期から学業優秀でピアノの才能もあり，親からの期待は大きかった。そのためA子が幼い時から親が過保護気味に育て，A子自身も神経質で依存心が強く，親子相互に依存関係ができていた。ところが，A子が中学に入学する少し前から，学校でいじめを受けた妹が不登校となった。そのため親は妹に手がかかるようになり，親の関心が急に妹へ向いてしまった。そしてその時にA子は一人で塾に通うことになった。

　A子はそれまで親への依存が強かったため，塾という社会的な自立が求められる場に参加することに強い不安を抱き，その不安を食欲不振というかたちで

身体化したものと考えられた。また，食べられないことで親の関心を妹から自分に向けさせ，食欲不振の訴えには無意識のうちに疾病利得があるとも考えられた。さらに，自分がちゃんとお世話をしてあげなかったばかりに，Ａ子を病気にさせてしまったという強い罪悪感が母親に認められた。そのため，母親自身の不安も増し，Ａ子の言うことは何でもきいてあげなければという気持ちに駆り立てられていた。

このようなことが判明したため，「Ａ子の病気を治すには自立させる必要がある」ことを母親に話し，母親のＡ子を心配する気持ちを尊重しながらもＡ子の自立を促す必要性について理解を図った。入院治療はＡ子単独で行うことにし，Ａ子に行動療法のルールについて再度説明し，母親の付き添いなし，面会時間の制限，要求は自分で直接看護スタッフに，経管栄養療法は行わず自己摂食だけに切り替えるなどＡ子の自立を促進する環境を整えた。そして週1回筆者のクリニックへ母子で通院し，必要に応じて筆者が小児科病棟を訪問して小児科医や看護スタッフと適宜カンファレンスを行うことにした。看護スタッフにはＡ子に積極的に関与しながらも，身体愁訴に振り回されないこと，摂食に関しては見守る姿勢を貫くようアドバイスした。

このような再入院の治療構造をＡ子は当初は嫌がっていたが，母親がいないぶん徐々に同室の患者や看護スタッフと少しずつ話をするようになった。スタッフの温かい見守りのなかで，Ａ子は徐々に不安なく自己摂食できるようになり，経管栄養療法を導入せず自分で目標に従って摂食量を増やすことができるようになった。また，面接で病棟の不満を述べることもできるようになり，体重は順調に回復し3カ月で40Ｋｇとなって退院した。その後数年間外来で経過を見たが摂食障害の再発は認められなかった。

【事例のまとめと考察】この事例では，神経性無食欲症の背景にある子どもと家族の不安や病理を理解し，神経性無食欲症の治療を行うなかで自然に親子が問題に向き合い克服できる道を用意することができた。また，小児科医・看護スタッフの後ろ盾となり，身体症状や親子関係に振り回されない身体治療構造を構築し，徹底した行動療法を導入して子どもの自立を促すと同時に，母親の子どもへの関与のあり方も自然に改善するに至った。このような心と身体の

包括的治療により，母親や小児科医・看護スタッフは「見守ること」で子どもが自発的に良くなるのを待つことの重要性に気づくことができるようになったと考えられた。

2．神経性無食欲症過食・排出型の症例紹介

【症例B子】初診時13歳。母親と姉との三人家族。

【生育歴・既往歴】B子が乳児期に父親が病気で亡くなり，母親が就労のため，姉と一緒に乳児期から保育園に通園した。初潮は11歳。元気で逞しく育ち，学校の成績も良く，親の手のかからない子どもだった。

【家族歴】母子家庭で，5歳年上の姉が高校生の時に神経性無食欲症となり，精神科で治療を受けたことがある。

【発症経過】中学に入り自分の体型が小太りなことを気にし，同級生と一緒に極端なダイエットを始めた。同級生はすぐに諦めたが，B子は徹底したダイエットを続け，5月の学校検診では身長151cmで50kgあった体重を4カ月で38kgまで落とした。しかし，それと同時に月経が停止し疲労感を自覚するようになり，登校にも息切れするようになった。それでもB子は「自分は病気じゃない！」と訴えて病院を受診するのを嫌がったが，母親に説得されて著者が専門外来を行っている総合病院小児科を初診するに至った。

【外来での治療経過】肥満恐怖が強く衝動性も高いと思われたため，体重にはあまり焦点を当てず信頼関係構築を主たる目標にして外来通院精神療法を開始した。しかし，内省はまったく深まらず，原因不明の下痢が続き体重が31kgまでに低下した。体力の低下が著しく，登校に強い疲労感を訴えるようになった。そのため初診から3カ月後に，下痢の原因検索と多少の体力の回復を図るために小児科病棟に入院を依頼した。

【心理背景】心理検査では強迫的な自己優位性の欲求があり，その根底には母子家庭で常に母親からの愛情を得るための従順さと感情抑制があるものと考えられた。実際，父親がB子の乳児期に病気で亡くなっており，母親が就労（介護職）しなければならず，そのためB子は乳児期から保育所に預けられることが多かった。しかしB子は母親には淋しがる姿を一切見せることはなく，いつ

も明るい良い子だった。一生懸命家事を手伝い，将来は母親と同じ介護の仕事に就きたいと言い勉学にも励んでいた。ところが，強迫的なダイエットによって急に体重を減らして体力を失くし，母親に心配をかけることになってしまった。Ｂはそのように母親に迷惑をかけた自分自身に対して強い罪悪感を抱き，心配しようとする母親に対して両価的な気持ち，すなわち，依存して甘えたい気持ちと迷惑をかけたくない気持ちを抱いて動揺する。母親もまた，Ｂ子を看病してやりたい気持ちと仕事を続けなければならない苦しみに動揺するようになった。しかしＢ子は強迫的なダイエットが破綻し，リバウンドによる排出行動（過食嘔吐）の高まりとともに，さまざまな面で抑えつけていた衝動が堰を切ったように溢れ出して自己制御を失うに至ったものと思われた。

【入院治療経過】母親との分離不安が非常に強く，母親からも長期にならなければ仕事を休んででも付き添いたいという申し出があった。そのため母子入院から開始し徐々に母子分離を図ることにしたが，母親代わりになるべき看護スタッフには心を開こうとしなかった。入院後の摂食状況は自己申告では比較的良好と思われたが，原因不明の下痢が続き体重は一向に回復しなかった。

入院してから２週間後に食事の後に毎回すぐにトイレに行くことを不審に思った看護師が，Ｂ子がトイレで嘔吐しているのを発見し，それを咎めるというハプニングが起きた。それに対しＢ子は監視されるような入院治療を嫌がり，母親に強く退院を要求するようになった。未だ体力の回復は図られていなかったが，母親もそれ以上仕事を休んでＢ子の付き添いを継続することは困難になっており，併せて母親はこれまでの養育に強い罪悪感を抱いていたため，償いのようにＢ子の要求を受け入れようとした。

しかし一度表面化したＢ子の食行動異常はエスカレートする一方で，下剤の乱用が発覚し，隠れ食いと嘔吐を繰り返すようになった。ところが，そのようなＢ子の様子を見た母親は，今度は退院後に不安を感じ退院を躊躇うようになった。そしてそれを知ったＢ子は失意し，無断離院して行方不明になった。

結局，筆者を含めた治療スタッフの誰とも安定した関係を築けず，体重回復への強い不安とダブルバインド的（二重拘束的）な母子関係のために，無断離院，下剤の乱用，自殺企図などの行動化がエスカレートした。そのため，小児

科の治療構造ではB子の行動を制限できず，入院して2カ月後に児童精神科へ転院となった。

【その後の経過】B子は約1年間，児童精神科の閉鎖病棟で入院治療を受けた。閉鎖病棟という構造によってダブルバインド的母子関係が断ち切られ，B子は自己実現に向けて病棟のスタッフや他の患者との交流が進み，母親によっては満たされなかった愛情希求の空白を代償的に埋めることができるようになった。また，母親も仕事に専念しながらB子との面会を楽しみと感じられるようになった。

退院を間近に控えて試験外泊を許可されたB子はある日私のもとを訪れてくれた。ぽっちゃりとした体形に戻ったB子は，悪びれた様子もなく小児科での入院生活を懐かしんでいた。

【事例のまとめと考察】この事例では小児科病棟を利用して治療を試みたが，神経性無食欲症に伴う食行動異常がエスカレートしたため治療を継続することができなかった。その後，精神科閉鎖病棟による治療に導入することで母子分離を図り，それによって神経性無食欲症の背景にある子どもと母親のダブルバインド的な葛藤を解決することができた。食行動異常がエスカレートし信頼関係を構築しにくいケースでは，小児科病棟で治療を無理に続けるよりも，精神科閉鎖病棟を利用して物理的に食行動異常をコントロールする方が望ましいケースは多いように思われる。「物理的な制限」によって子どもの食行動異常を抑えることで，子どもとスタッフは良好な信頼関係を構築し治療を継続することができ，母親も安心して子どもと分離し守られたなかで安定した親子関係を再構築することができたと考えられる。

V 児童思春期における神経性無食欲症の治療のポイント

最初に記した通り，児童思春期の神経性無食欲症は著しい痩せの状態を招きやすく，それによって精神身体面に重篤な障害を来すことが多い。したがって，その治療の基本は食行動の改善と健常体重の回復にある。そして，それと並行して子どもの精神病理と家族関係の問題を扱い環境調整を行うことである（表3）。そのなかでいくつか注意深くアプローチするポイントがあり，それら

表3 児童思春期における神経性無食欲症の治療のポイント

> a．摂食障害による心身の異常を把握する
> b．子どもへの初期対応
> c．治療への導入のポイント
> d．栄養指導
> e．異常摂食行動へのアプローチ
> f．回復期の対応
> g．親への対応

表4 児童思春期における神経性無食欲症による心身の異常を把握することのメリット

> a．著しい痩せや慢性的な栄養不良，異常摂食行動などによる二次的な医学的問題点をしっかり把握することで，治療のターゲットを明確にすることができる。
> b．痩せそのものを治療のターゲットにすると拒否されることが多いが，具体的な身体障害を治すということで親子と治療同盟を結ぶことができる。

について詳述する。

1．食行動の改善と健常体重の回復を図る時のポイント

　神経性無食欲症の精神病理はケースによってさまざまである。自分の異常な痩せや体力低下に気がつき治療の必要性を比較的容易に受け入れるケースもあれば，強い肥満恐怖や著しいボディイメージの障害のため頑なに健常体重まで回復することを拒否するケースもある。そこで個々の精神病理を正確に見極め，子どもに受け入れられる形で治療にうまく導入できるかどうかが重要なポイントとなる。

　最初に，痩せの常態化によって生じているさまざまな精神身体面の障害の危険性について強調し，健常体重を回復する必要があることを子どもにわかりやすく根気よく説明することである（表4）。その時の注意点として，体重や体型より栄養失調，血液異常，無月経，低身長などを治療の目標とする方が治療への抵抗を少しでも和らげることができる。特に児童期や思春期早期の子どもには，体重が増えるのは太ることではなく身長が伸びることにつながることを強調するのがよい。また，当面は体重増加よりも減少を食い止めることを目標

表5　児童思春期における神経性無食欲症の子どもへの初期対応

a．やせに気がついた時にいきなり食べないことを叱ってはならない。また，親の不安から頭ごなしに摂食を強要することも望ましくない。
b．心配している気持ちを伝えることがよい。そうすることで悩みを打ち明けることがある。
c．ダイエットしたいなら，「しっかり食べて適度な運動で」とアドバイスするとよい。

表6　児童思春期における神経性無食欲症の親子への栄養指導

a．身体的な異常を回復させるためには適切な栄養指導が非常に重要。
b．脂肪（特に動物性脂肪）を摂取することは強要しない。
c．植物性たんぱく質や魚類などでたんぱく質を摂取することを勧める。
d．少量でも栄養価の高いもの，ビタミン類の豊富なものを摂取すること。
e．エネルギー源として炭水化物の重要性を強調する。

とし，実際に急激に体重が増えないレベルの適切な栄養摂取量を明示することである。また，一回の摂食量を多くすることが難しい場合は少量の食事を頻回に摂取してもよいこと，吸収のよい流動食や栄養剤でもよいこと，食べる内容は最初はカロリーよりも子どもが好きなものでよいことを伝え，食べることに不安を抱かせないよう保証することが重要である（表5）。同時に家族に対しては，体重回復を急ぐ必要はなく，子どもに摂食を無理強いしないこと，食卓が家族にとって団欒の場となるよう努めるようアドバイスするとよい。具体的な栄養指導については表6に示した。

　通常，このようなアプローチが通用するケースは精神病理が比較的軽く，家族の不安・混乱も少ない場合である。多くのケースでは病院を受診する時点で深刻な低体重・低栄養状態となっており，自己摂食による体重回復は困難なことが多い。その場合は入院による管理治療が必要となる。

　入院治療を行うにあたって重要なことは，食行動を改善し体重回復を目指す治療を受けることに子どもが同意できるかどうかを見極めること，治療者がうまく子どもを説得して治療の同意を得ることができるかどうかである。同意が得られれば，自己摂食でも経管栄養療法でも高カロリー輸液療法でも，行動療法を導入することにより比較的容易に治療することができる。この時の重要な

表7 異常摂食行動への対応

a．異常摂食行動を悪いことをしていると捉え，それを咎めるという態度は治療関係を損なうことになる。
b．異常摂食行動を治療への抵抗や裏切りと見なすのではなく，あくまでも摂食障害の一症状として理解する必要がある。
c．異常摂食行動のことは本人が言わない限り問題にしない方がよいこともあり，信頼関係ができてから率直に話題にするのが望ましい。

ポイントは，子どもの不安が強い場合には体重の回復を急がないことで，時には現状維持ができることを目標にしても良い。実際，体重を現状維持できるほどの摂食量があれば徐々にでも体重は回復に向かうことが多い[12]。

このような治療は通常，制限型の方がうまく治療に導入しやすい。過食・排出型では体重を強制的に増やされるような治療を受けると，異常な食行動がエスカレートし，精神症状が悪化したりさまざまな行動化が生じることが多い[2,3,9,10,11]。そして入院治療継続が不可能になったり自己退院となることが多い。また，制限型でも後に過食・排出型に移行しそうなケースも同様である。このようなケースの場合，食行動の改善と健常体重の回復を図ることを最初の治療目標にするのではなく，背景にある個人精神病理や家族病理を扱うような精神療法や家族療法を行うべきである[12]。食行動異常がエスカレートした場合の対処を表7に示す。

精神状態が改善して摂食量が徐々に増えて体重が増えた時にもちょっとした配慮が必要である。体重増加に対する不安を軽減するために，体重が増えたのは太ったのではなく，身長が伸びたからであるとか，骨を支える筋肉がしっかりついたからであるなどと説明したり，実際の血液検査の異常が回復した所見を見せて，子どもに健康状態が回復したことを意識づけることが重要である。また，回復期にリバウンドが生じて過食傾向になることがあることを事前に伝えておく必要がある。一時的に体重が増え過ぎても必ず元に戻ることを保証し，心配して嘔吐や過剰運動することを覚えると慢性化・難治化することがあることを教えておくことが，長期化の予防になると考えられる。

また，入院治療のため長期に学校を休み体重が回復して学校に戻る時に注意

を要することがある。学校の教師や同級生は，回復して元気に学校に戻ってきた子どもに不用意に「太ってよかったね！」と声をかけてしまうことがある。この一言によって体重が元の状態に回復した神経性無食欲症の子どもは自分が肥満になったのではないかと錯覚し，状態の悪化を招くことがしばしば認められる。入院していた神経性無食欲症の子どもが学校に戻る時には，このような問題を予防するために学校としっかり連絡を取り合う必要がある。回復して元気に学校に戻ってきた子どもには「元気になったね」「顔色がよくなったね」などと声かけすることを教師や同級生に意識してもらうのがよいだろう。

2．家族を支援する時のポイント

家族には神経性無食欲症の精神病理をよく説明することが一番重要なことである。子どもが痩せ過ぎているのは食べることや体重が増えることに対して病的な不安を抱いているためであり，食べないことを叱ったり無理に食べることを勧めてもその不安は解消しないことをしっかり家族に理解させることである。また，どうしたら子どもが安心して少しでも食べようという気持ちに親がさせられるか，どうしたら子どもが親に悩みを打ち明けられるかなどを考えてもらい，子どもの味方になって一緒に摂食障害を乗り越えようという態度を親にもってもらうことが重要である[9,10,11,12]。

神経性無食欲症の子どもの背景にある精神心理的問題はさまざまである。自我自律機能の一つとしての摂食行動そのものの発達が障害されているケースでは，親の過保護・過干渉的な養育の結果として子どもに自律的な摂食行動が身につかないことがある。また，幼児期にネグレクトなどの不適切養育があると，子どもの摂食行動が愛情希求の代理行動に置き換わって障害されることがある。子どもが思春期になって親から自立する時に，親が圧倒的な力で子どもを束縛しようとすると子どもは拒食という手段で抵抗しようとする。逆に親から自立することに子どもが大きな不安を抱いていると，痩せることによって親に依存したり保護を求めようとすることもある。他にも家族関係や友人関係，学校などでの悩みや不安が抑圧されて強迫的な摂食障害に置き換わることもある[10,11,12]（表2）。

表8　児童思春期の神経性無食欲症の子どもの親への対応

> a．神経性無食欲症の心理的特徴や行動特性についての理解を促す。
> b．その上で，不食や食行動異常などへの対処の仕方について具体的に助言する。
> c．家族には子どもと一緒になって子どもの問題を前向きに乗り越えて行けるようサポートする。
> d．家族関係の問題を治療者が指摘するのではなく，治療の過程で親子がその問題に気づいて自ら解決していけるようサポートする。

　以上のように神経性無食欲症の背景にはさまざまな精神心理的問題がうかがわれる。治療者は子ども一人ひとりにどんな問題があるのかを明確に把握する必要がある。しかし，このような問題を家族に直面化させるのではなく，家族が子どもと一緒になって摂食障害を克服していくプロセスのなかで，自然にこの問題に向き合い修正していけるように支援する方が望ましいと思われる。表8には，家族への対応のポイントを列挙した。

引用文献

1) American Psychiatric Association（2013）Diagnostic and Statistical Manual of Mental Disorders, Fifth Edition: DSM-5, APA.（髙橋三郎，大野　裕（監訳）染矢俊幸，神庭重信，尾崎紀夫，他訳（2014）DSM-5 精神疾患の診断・統計マニュアル．医学書院）
2) 傳田健三（2002）若年発症の摂食障害に関する臨床的研究．児童青年精神医学とその近接領域，43; 30-52.
3) 傳田健三（2008）子どもの摂食障害―拒食と過食の心理と治療．新興医学出版社．
5) Goodman, R. & Scott, S.（2005）Child Psychiatry. Blackwell Publishing.
6) 厚生労働科学研究（子ども家庭総合研究事業）思春期やせ症と思春期の不健康やせの実態把握及び対策に関する研究班（2005）思春期やせ症の診断と治療ガイド．文光堂．
7) 奥山眞紀子，庄司順一，帆足英一編（1998）小児科の相談と面接―心理的理解と支援のために．医歯薬出版．
8) 手代木理子，氏家　武（2003）乳幼児期の摂食の問題．こころの科学，112; 76-81.
9) 手代木理子，氏家　武（2010）小児科で早期治療介入を行った若年発症摂食障害45例の検討―臨床特徴と転帰について．日本児童青年精神医学とその近接領域，51; 550-561.
10) 氏家　武（2009）小児期における神経性無食欲症の治療．小児の精神と神経，49; 113-119.
11) 氏家　武（2009）児童思春期における摂食障害―その特徴と心身医学的治療アプローチ．心身医学，49; 201-206.
12) 氏家　武（2014）思春期における摂食障害の精神療法．北海道児童青年精神保健学会誌，28; 5-8.

第8章 子どものディスレクシア（読字障害）

柳生一自

I　はじめに

　現在の日本においては，子どもたちの多くは特に困難もなく小学校入学前から文字の読み書きに興味を覚える。特に幼稚園や保育園などでは自分の名前が書かれていることに気づいたり，また友だち同士でのお手紙のやりとりを行うなどして文字を書いたり読んだりすることができるようになっていることが多い。あまり文字に触れる機会のなかった子どもでも通常は小学校1～2年生のうちにある程度，仮名文字を中心とした読み書きを習得し，漢字の読み書きにも取り組めるようになるのが通常である。

　しかし全般の知的レベルにそぐわない読みの極端な苦手さをもつ子どもたちが少数ながら存在する。こうした子どもたちは読字障害，特異的読字障害あるいは発達性読字障害，ディスレクシア（Dyslexia）などと呼ばれる。これらはDSM-IV-TRでの学習障害（Learning Disabilities）[1]，DSM-5での限局性学習症（Specific Learning Disorder）[2]の一部をなす。本章では，限局性学習症，学習障害の中で最も多く見られるディスレクシア（読字障害）について取り上げたい。他にも難読症，小児失読症などとも呼ばれ，用語が統一されていないのが現状であるが，ここではディスレクシアと称して紹介する。

Ⅱ　ディスレクシアの定義，概念

　ディスレクシアは英語圏ではもっとも研究が進んでおり，文字－音韻の変換，音韻処理技能の障害が原因と推定されている[13]。一方で日本語などの他言語との文字－音韻体系の違いもあり，発症の割合が異なるほか，その病態生理についても異なる可能性が示唆されている[12]。

　従来，学習障害として使われてきた概念，用語は，DSM-5では限局性学習症と称されることとなった。DSM-5では，限局性学習症の診断基準は以下の通り定義されている。A項目は「学習や学業的技能の使用に困難があり，その困難を対象とした介入が提供されているにもかかわらず，以下の症状の少なくとも1つが存在し，少なくとも6カ月間持続している」とされる。A項目の下位項目は（1）不的確または速度が遅く，努力を要する読字（例：単語を間違ってまたはゆっくりとためらいがちに音読する，しばしば当てずっぽうに言う，言葉を発音することの困難をもつ），（2）読んでいるものの意味を理解することの困難さ（例：文章を正確に読む場合があるが，読んでいるもののつながり，関係，意味するもの，またはより深い意味を理解していないかもしれない），（3）綴り字の困難さ（例：母音や子音を付け加えたり，入れ忘れたり，置き換えたりするかもしれない），（4）書字表出の困難さ（例：文章の中で複数の文法または句読点の間違いをする，段落のまとめ方が下手，思考の書字表出に明確さがない），（5）数字の概念，数値，または計算を習得することの困難さ（例：数字，その大小，および関係の理解に乏しい，1桁の足し算を行うのに同級生がやるように数学的事実を思い浮かべるのではなく指を折って数える，算術計算の途中で迷ってしまい方法を変更するかもれない），（6）数学的推論の困難さ（例：定量的問題を解くために，数学的概念，数学的事実，または数学的方法を適用することが非常に困難である），といった6項目からなる。

　B項目では「学業的技能は，その人の暦年齢に期待されるよりも，著明にかつ定量的に低く，学業または職業遂行能力，または日常生活活動に意味のある障害を引き起こしており，個別施行の標準化された到達尺度および総合的な臨

床評価で確認されている。17歳以上の人においては，確認された学習困難の経歴は標準化された評価の代わりにしてもよいかもしれない」となっており，17歳以上においては学習困難であった経歴をもって評価することを認めている。

C項目では学習困難が学童期に始まるが，求められる学業的技能に対する要求が，限られた能力を超えるまでは明らかにならないかもしれないと記されており，学業的負担によって生じる症状であることが示されている。

D項目では，「学習困難は知的能力障害群，非矯正視力または聴力，他の精神または神経疾患，心理社会的逆境，学業的指導に用いる言語の習熟度不足，または不適切な教育的指導によってはうまく説明されない」となっており，環境因や精神疾患などの除外条件を示している。

さらにSpecifier（該当すれば特定せよ）が設定されている。読字の障害を伴うものに「読字の正確さ，読字の速度または流暢性，読解力」，書字表出の障害を伴うものに「綴字の正確さ，文法と句読点の正確さ，書字表出の明確さまたは構成力」，算数の障害を伴うものに「数の感覚，数学的事実の記憶，計算の正確さまたは流暢性，数学的推理の正確さ」と特定する項目を定めている。

最後に重症度を具体的に定義し，軽度，中等度，重度と特定できるようにしている。

国際ディスレクシア協会の定義では「ディスレクシアは，神経生物学的原因に起因する特異的学習障害である。その特徴は，正確な，及び（あるいは）流暢な単語認識（読み理解）が困難であり，また綴りや文字記号の音声化が拙劣であることによる。こうした困難さは，典型的には言語の音韻的要素の障害によるものであり，工夫された授業が受けられたとしても，それとは関係なしに存在する。二次的には，読解能力の低下や読む機会の減少といった問題が生じ，語彙の発達や背景となる知識の増大を妨げるものとなりうる」とされる。

国際ディスレクシア協会の定義するディスレクシアの概念では文字記号を音韻に変換することの困難さを主体に定義しており，原因論にも踏み込んだものである。一般に英語圏（アルファベット圏）で想定されているディスレクシアの概念により近いものといえる。

ディスレクシアの原因については英語圏では音韻認知に起因するとされ

節が多い一方で，視覚認知に重きを置く報告もみられる。いずれにしても視覚情報と音声情報とを結びつける対連合学習の経路に障害があると考えられる。

　文部科学省が定める学習障害とは，「基本的には全般的な知的発達には遅れはないが，聞く，話す，読む，書く，計算する，推論する能力のうち，特定のものの習得と使用に著しい困難を示す状態を指すものである。学習障害は，その原因として，中枢神経系に何らかの機能障害があると推定されるが，視覚障害，聴覚障害，知的障害，情緒障害などの障害や，環境的な要因が直接の原因となるものではない」と1999年（平成11年度）に学習障害およびこれに類似する学習上の困難を有する児童生徒の指導方法に関する調査研究協力者会議で報告されている。教育的な面から知的な遅れはないものの一般的な学習環境では学力に遅滞を来し，中枢神経系の何らかの機能障害を想定したものである。

　こうした定義の幅が生じるのは仕方ないとは言え，支援に結びつく分類とともに生物学的基盤に基づく分類の双方が求められよう。

Ⅲ　ディスレクシアの頻度

　1990年に英国で行われた疫学調査では約400例の小学校2～3年生の男女生徒で6.0～8.7％に読み困難を認めた[11]。男女比については一般に男性のリスクが高いとされてきた。2004年に報告された英国，ニュージーランドで行われた別々の4つの疫学調査をまとめた報告では，読みの困難を抱えるリスクはいずれも男児の方が高く1.39～3.19倍のリスクであった。この結果は知能指数を考慮しても同様の結果であった[10]。

　日本国内では直接ディスレクシアの罹患率について調査した疫学調査はない。2014年文部科学省が行った担任教員に関する『LDI-R─LD診断のための調査票─』などを用い，A群：学習面で著しい困難を示す，B群：「不注意」または「多動性−衝動性」の問題を著しく示す，C群：「対人関係やこだわり等」の問題を著しく示す，の3群に分けて公立小・中学校の通常学級に在籍する全国53,882名の児童生徒を対象に行った大規模調査を報告している（図1）[9]。各群ともに知的発達に遅れはないものの学習，行動面で著しい困難を示すとさ

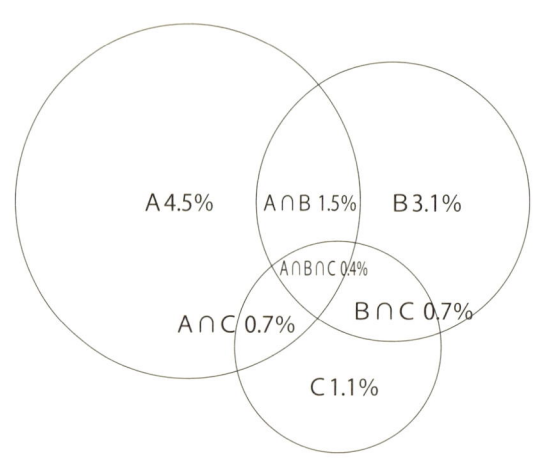

140　第Ⅱ部　さまざまな子どもの病態への対応

A：学習面で著しい困難を示す
B：「不注意」または「多動性－衝動性」の問題を著しく示す
C：「対人関係やこだわり等」の問題を著しく示す

A 4.5%　A∩B 1.5%　B 3.1%
A∩B∩C 0.4%
A∩C 0.7%　B∩C 0.7%
C 1.1%

図1　通常の学級に在籍する発達障害のある可能性のある特別な教育的支援を必要とする児童生徒に関する調査結果について（文部科学省初等中等教育局特別支援教育課）

れた割合は全体で 6.5％であり，A 群 4.5％，B 群 3.1％，C 群 1.1％であり，A 群かつ B 群は 1.5％と合併が多かった。さらに領域「『読む』または『書く』に著しい困難を示す」割合も 2.4％存在した。A 群は学習障害，B 群は注意欠如多動症，C 群は自閉スペクトラム症を想定していると考えられる。発達障害の専門家による判断や医師による診断ではない点には留意が必要であるが，「『読む』または『書く』に著しい困難を示す」2.4％の中には養育などの環境因子に問題をもつ例を除くと，ディスレクシアの可能性がある子どもたちは決して少なくないといえる。また A 群，B 群の合併が 1.5％いたことは学習障害と注意欠如多動症の重なり合いが多いことを示している可能性がある。

Ⅳ　各言語－文字間の差異

　同じアルファベット圏でもイタリア語やドイツ語のように文字と発音の一貫性が高い，法則性が明快な言語においてはディスレクシアの発症率が低下し，ディスレクシアの診断を受ける人であっても，その困難が英語に比べて低い傾向がある[7]。これは日本語でも同様であり，日本語は音節（モーラ）と文字とが対応するため，非常に学習しやすい言語－文字体系になっている可能性があ

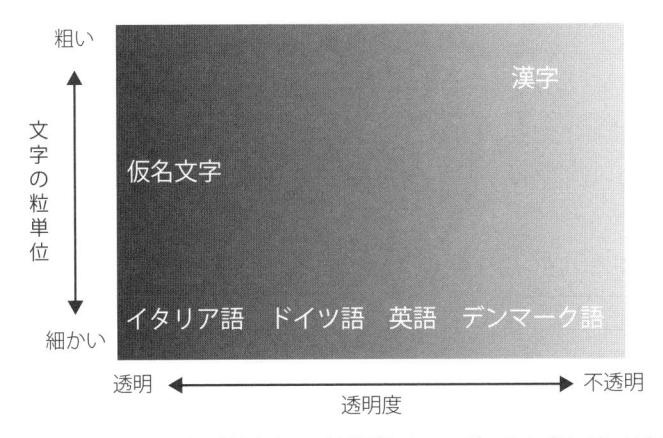

図2のイメージ：縦軸「文字の粒単位」（粗い↔細かい）、横軸「透明度」（透明↔不透明）。漢字は右上（粗い・不透明寄り）、仮名文字は左上寄り、イタリア語・ドイツ語・英語・デンマーク語は下方（細かい）に配置される。

縦軸には粒性が，横軸には透明性が対応する。粒性が細かいほど，文字が音素に対応し，粒性の粗い文字（漢字）は意味そのものを表す。一対一に対応する仮名文字や，アルファベットを用いる文字体系でもローマ字的な対応をするイタリア語などは透明性が高く，ディスレクシアの発症が少ない。

図2　音と文字との対応：粒性と透明性

る。文字記号の音声化（デコーディング）において日本語は非常に有利な文字－言語体系といえる。一方で英語の場合は音（音素）と文字（文字素）の対応であり，しかも一貫性が曖昧なためにいっそう，読みの困難を生じやすい。

　言語間におけるディスレクシアを考える時に，1999年にWydellらが行った症例報告は示唆に富んでいる[16]。この男児症例は，読み書き能力の高い白系英・豪州人を両親にもち，18歳まで日本で教育を受けた。日本語での読み書きの成績，知能には問題はなく，また家庭では英語のみを使用していた。しかしながら早くから英語の読み書きにおける問題に気づかれていた。本症例は韻判定課題，語彙判断課題，音読と綴りで，英語ネイティブ対象群の成績より低かっただけでなく，日本人の対象群と比べても劣っていた。これらからWydellらは「粒性と透明性の仮説」を提唱している。透明性とは文字と音声言語との対応がはっきりとしている時に高いとされる。すなわち日本語のように仮名文字と音節（モーラ）の対応がほぼ1対1であると，透明性が高い。また粒性とは綴り字単位の粒の粗さを示し，ロゴ表象的，形態書字的な性格をもつ漢字は粒が粗いとされる。粒が粗いことで，一文字で単語を意味することもあり得る（図2）。ディスレクシアが遺伝的な背景をもっていると考えられる一方で使用す

る言語，文字体系によって罹患率が異なる理由と考えられる。

V 日本語におけるディスレクシアの特徴，診断

　旧来，日本語のディスレクシアについては診断基準が策定されていなかったため，診断はそれぞれにばらばらに行われているのが現状であった。2010年に稲垣らがまとめた特異的発達障害診断ガイドラインによって，特異的読字障害の診断基準として読み書きの症状チェック表と音読検査がまとめられた[3]。さらにこの音読検査は2012年（平成24年度）に認知機能検査その他の心理検査として保険収載（80点）されることとなった。これに伴って日本語におけるディスレクシアは診断がなされやすくなり，疾患への理解と支援，対応が発展されることが期待されている。

　ガイドラインは，①文字の音声化の障害，すなわち，正しく読めない，流暢に読めない，②全般的知能が正常，③病態の背景は言語の音韻化の障害，④二次的には社会適応，例えば学校生活におけるさまざまな問題に発展しうることに注意がいる，といった点をもとに作成されている。具体的な診断への流れは，問診・診察から読字障害の存在が疑われた場合に，知能検査（WISCが望ましい）を行い言語性IQ，動作性IQ，全IQのいずれかが85以上（ガイドライン作成時はWISC-Ⅲで作成されており，WISC-IVではVCI，PRIあるいはFSIQで代用するのがよいのではないかと筆者は考えている）であることが診断の前提とされる。さらに読み書きの症状チェック表における読みの15項目，書きの15項目のうち，それぞれで7項目以上がチェックされた場合に陽性と判定する。特に読みの項目では「長い文章を読むと疲れる」「文章の音読に時間がかかる」「文末を正確に読めない」「指で押さえながら読むと，少し読みやすくなる」が，書きの項目では「画数の多い漢字の誤りが多い」のそれぞれの項目が，特異的読字障害診断の感度が高いとされる。問診時に本人，家族にこれらの質問を行うだけでも，ディスレクシアを発見するきっかけになる。

　上記のスクリーニングでディスレクシアが疑われた症例には音読検査を行う。これはひらがなの単音連続読み，有意味・無意味のひらがな単語連続読み，

3種の単文読み検査からなっており，読みが正常な児童であれば5分以内に終えることも可能であることから，外来診療においても負担なく検査を行えると考えられる。診断としては上記読み検査のうち読み時間が2SD以上延長している所見が二種類以上の課題で見られる場合，あるいは誤読回数が平均より明らかに多い場合には，ディスレクシアの疑いありとしてさらなる読解などの検査を行うとしている。

ディスレクシアでは特に単音連続読みや無意味単語の読み速度低下や誤読回数の増加が見られることが多い。すなわち文字−音韻変換（デコーディング）の困難に伴う障害のためと考えられる。

Ⅵ　日本語の読み書きの発達におけるディスレクシアの臨床像

ディスレクシアにおける症状の発達的変化，概念を捉えるためには，読みの発達を知ることが重要である。日本語においてはまず「文字らしきもの」が何らかの名称などを示していることに気づかなければいけない。人の顔や食べ物などの具体的な事物ではない文字とは，乳幼児期の子どもにとっては本来，意味のない謎の記号ということになる。しかし，やがて幼稚園で持ち物に書かれたものが自分の名前であることを理解し区別するようになり，また丸や十字を書いて，「おかあさん，だいすき」って書いたの……と文字というものが，音声言語に対応し変換できるものと解釈できるようになる。親から繰り返し読んでもらった本を自分で読んでいる「ふり」ができるようになる。しかし，この時点では例えば自分の名前を「たろう」は読めても，別々に「た」「ろ」「う」は読めず，読み慣れた絵本でなければ同じ文章を見ても実際にはまだ読めない段階である。こうした時期をプレリテラシーと称し，実際にリテラシーを獲得する一歩前で，あたかも読み書きをできるかのように振る舞う段階である[14]。こうした時期を経ることから，さらに音韻と文字との対応がはっきりしてくる。例えば，しりとり遊びを通して一つの単語を音の単位（日本語ではモーラ）に分解をすることで，音韻への注目が高まる。さらに五十音表などを通して，仮

144　第Ⅱ部　さまざまな子どもの病態への対応

ディスレクシア児は，ここができない！

文字
音韻
意味

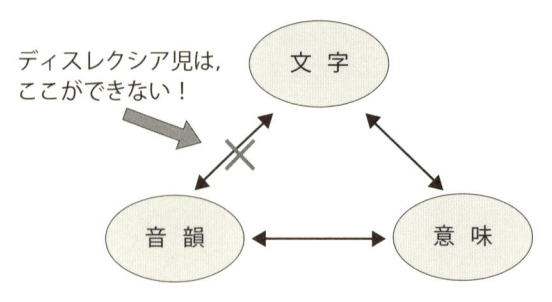

ディスレクシアにおいては文字から音韻をスムーズに思い浮かべる，またその逆に困難を認める。一方で音韻から意味を思い浮かべ，意味から音韻を引き出すことに困難はないため会話には支障がない。

図3－1　文字，音韻，意味表象の関係

名文字によく触れる機会があると「これは，たろうの『た』だね」などと文字表象と音韻表象とが対応していることを，より明確に意識するようになる。こうした時期から文字を一つずつ一生懸命読みはじめる様子が見られ，読めない文字を親に尋ねたりし五十音の対応を習得していく。日本では多くの子どもたちが就学前から，こうした経験を積んでいることが多いであろう。拗音や促音を除くと一つの音節が一つの文字に対応している日本語の仮名文字は，英語に比べて学びやすい。

　しかし，こうして文字と音韻の表象の対応を学ぶだけでは，読みの発達には不十分であり，音声言語から得られる語彙力の育ちが欠かせない。さまざまな事物と意味的なマッチングを豊富に行うことで，文字から音韻だけでなく意味へとつなげる必要がある（図3－1）。すなわち新たな単語の語彙をもっていなければ無意味な音や文字を記憶し続けることはできない。豊富な語彙による言葉への裏打ちがあってはじめて新たな文字単語を獲得できる。こうした読み書きを繰り返す中で単語単位のチャンク（かたまり）を獲得できる。つまり単語をひとかたまりの文字列として視覚的に捉える（サイトワード化）ことができる。単語をひとかたまりで読めるようようになることで，はじめて効率的な読みが可能となる。さらには意味的な推測を行うことで，いわゆる読みの自動化に達する。多くの小学校中〜高学年頃からの児童からは，自動化し熟達した読みを獲得し，一つひとつ音韻変換，意味変換を意識することなく，無意識のうちに文章を読んでいる。そうした段階に達すると，つぎつぎと文章を読むことによって，さらに多くの語彙を獲得する。自動化された読みとさらなる語彙

図4

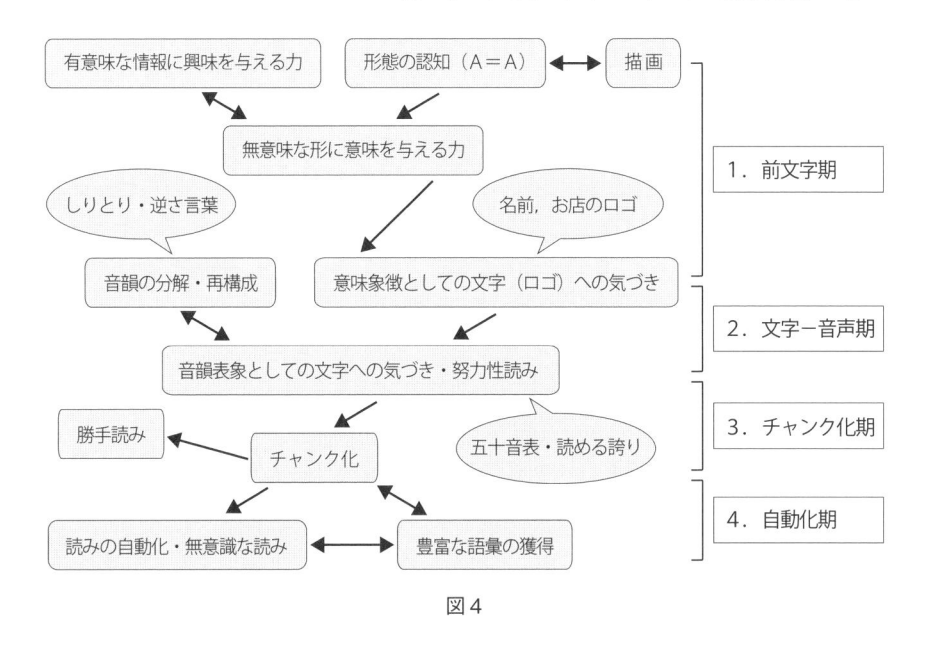

	1．前文字期
	2．文字－音声期
	3．チャンク化期
	4．自動化期

獲得の循環が生じる。小学校の低学年頃までは音声言語による語彙獲得も少なくないと考えられるが，徐々に文字言語からの語彙獲得が増えてくる。漢字と語彙とが密接につながり合うことで，日本語としての表現力も増してくることになる[12]。同音異義語が多数含まれる日本語においては，会話においても即座にその熟語が思い浮かぶことで会話が成り立ちやすくなる。

以上の読みの発達を筆者なりに簡単にまとめると，まず，①特定の単語や文章を読んでいるようなふりができる段階（前文字期），②文字と音韻を結びつける段階，しりとりなど音韻の操作を通して言葉をモーラに分ける段階（文字－音韻期），③多くの単語や文章を読むことを通して単語をチャンク化する段階（チャンク化期），④多くの単語がチャンク化され，読みが自動化される段階（自動化期）に分けることができる（図4）。

ディスレクシアの子どもたちにとっては，①の段階が見られないことが多く，文字を読むという行動に興味を示さないことが多い。さらに②の段階で音韻－文字対応に困難を覚える。就学前に文字の読み書きに触れる機会が少なかった児童でも，多くの場合は小学校の低学年で読み書きに習熟してくること

が多いが，ディスレクシアをもつ子どもは特に拗音「ゃ，ゅ，ょ」，促音「っ」，長音「『おかあさん』の『あ』」などでつまずくことが多い。ディスレクシアをもつ子どもたちは間違いを多く指摘されるので，小学校低学年から国語への苦手意識をもつことが多い。特に国語の授業では一人ひとりがあてられて音読をすることもあり，著しく自尊心が傷つく子どももいる。読みは苦手であっても記憶が得意な子であれば，国語の学習中の文章そのままをすべて音声として記憶している子もいる。そうした子どもたちの中には，音読時に暗唱していた文章を諳んじることで乗り切っていることもある。③〜④の段階では，定型発達の子どもたちにとって多くの言葉が，漢字で表現される熟語として学習され，文章を読むことで思考力を養えるようになってくる。また他教科の学習であっても，特に社会などの教科では読み物が多くなってくることから，ディスレクシアの子どもは国語だけではなく他教科でも学習の困難を呈することも多くなってくる。現代社会においてはインターネットを通しての情報収集も多くは文字言語を通じてであり，放っておかれた場合には影響は計り知れない。同世代との日常的な会話などにも獲得語彙の少なさは影響を及ぼす。

　他方，ディスレクシアの子どもたちも読みがまったくできないわけではないので，人一倍苦労して読もうと努力している場合が多い。効率の悪い変換作業のために，一方で障害されていない意味的な推測を利用してキーワードを探しつつ推測的な読みをする場合も多い。正常な知的発達から得られる意味的推測力によって文字−音韻変換の非効率さを補うのはディスレクシアの人たちの一つの補償作用と考えられる。こうした意味的推測は，例えば趣味の本であったり，小説を読む時には大いに役立つ。しかし，論理的な文章や試験問題でのいわゆるひっかけ問題のようなものでは，意味的な推測が役立たないばかりか逆に不利に働く可能性もある。これは勝手読みといわれ，「ではない」を「です」と読むなど正確性を欠き，意味の取り違えが起こりやすい。英語圏では成人に達したディスレクシアの人たちの大きな問題は流暢性にあるとされる。日本語では中高生に達したディスレクシアの子どもたちがよく口にするのは，テストの時間が足りないという訴えである。ディスレクシアでも多くの子どもたちは中高生に達すると，文字や単語を「読めてはいる」一方で，流暢で自動化され

た読みに達さないため，未だに努力を要する読みであることも多い。その苦労は本人しか知り得ないものでもあり，学校教諭の理解を得るのが難しい理由の一つでもある。

　ディスレクシアをもつ子どもたちの困難は文字の読み書きにとどまらない。他の発達障害と比べても自尊心低下，自己肯定感の低下を来しやすい。近年，児童思春期に文字の読み書きをできないがために自己防衛的に非行に走った上で，成人期にはじめて診断を受けた成人の自伝的な本が発行されテレビでも取り上げられるなど話題となっている[4]。診断を受けることは辛いことである一方で，自身の努力不足ではなく個々人のもつ特性が原因となり生じた得手不得手であることを理解できるようにしたい。特に小学校低学年の子どもが自分の苦手を他者と客観的に比較することは困難であることから，周囲の気づきや理解は欠かせない。

Ⅶ　ディスレクシアを疑った時の検査

　一般的に Wechsler 系の知能検査がまず行われることが多い。

　WISC-III ではポルトガル語の 8 〜 12 歳までのディスレクシアおよび対照 50 例ずつを集めた研究で，注意記憶指数（FD），算数，符号，知識，数唱の組み合わせ（ACID）あるいは記号探し，符号，算数，数唱の組み合わせ（SCAD）が感度，特異度が高かったとされる。数唱や算数といったワーキングメモリについては音韻情報を短期に記憶，判断するために重要であろうことからディスレクシアで苦手が見られると考えられる。符号も視覚情報を得て判断する課題であり，最初は意味のない記号を文字と捉えて音韻と照合させる処理が行われることからディスレクシアの子どもが苦手としていると考えられる。日本語でも同様の傾向があるのかもしれないが，まとまった報告はない。いずれにしても鑑別が必要な疾患を考えると，ディスレクシアを疑う子どもがいた場合には，WISC はほぼ必須の検査といえる。

　先述した診断ガイドラインの音読検査も病院の外来でも簡単に行え，保険採用されていることから行いやすい。もちろん病院以外の他機関で行うことも問

題はない．ただし小学1～6年生までしか標準化がなされていない．筆者らは中学生以降では暫定的に小学校6年生の基準を用いて結果を判断している．

K-ABCIIは習得尺度と認知尺度で構成されており，習得尺度には読み尺度，書き尺度，語彙尺度，算数尺度が含まれている．知的能力と学習との乖離を調べるためであればWISCと合わせて，K-ABCIIの習得尺度のみを行い評価することも可能である．

他には小学生の読み書きスクリーニング検査（STRAW）もあり，読み書きの評価に使用されている．読解力の検査は教育関係の検査が多数存在し，読みの総合力を見ることができる．

また語彙力を調べるための検査として，絵画語彙発達検査（PVT-R）も使用される．言葉を介さずに語彙力を調べることができ，筆者らは獲得語彙を推定するためによく利用している．

フロスティッグ視知覚発達検査は5つに分けた視知覚能力を調べる検査であり，対象年齢は7歳11カ月までとなっているが，それよりも高年齢の子どもであってもディスレクシアの中でも視覚的な構成に苦手さや手と目の協応が苦手な子においては有用な情報を与えてくれることも多い[5]．

レイの複雑図形（ROCF）の模写および再生を行う場合もある．複雑な図形の構成をどのように捉え，またその視覚情報を保持，再生できるのかは漢字の構成，再生をどのように行っているのかを知る上で実践的な情報を与えてくれる可能性がある．

Ⅷ　ディスレクシアへの対応，支援のあり方

日本でもセンター試験において2011（平成23）年度入学者選抜試験より学習障害のある受験生に対して，試験時間の延長（1.3倍）などの措置が実施された．他の受験生と比較して，個々の障害特性に合わせた配慮をどのようにすべきか課題は多いものの，機会の平等性に根ざした大きな一歩といえる．

対応については表1に示した文部科学省ワーキンググループでの合理的配慮[8]の抜粋を参照していただきたい．筆者は表を俯瞰するだけで普段の対応，アド

表1　障害種別の学校における「合理的配慮」の観点（案）より抜粋
（文部科学省初等中等教育局特別支援教育課）

- 学習上または生活上の困難を改善・克服するための配慮

  文字を見て瞬間的にその読みを想起することや形の弁別などの未発達な能力を向上させるための指導（平仮名の読み練習や形を弁別する力を高めるための指導，音韻意識を高める指導など）

  未発達な能力を代替させたりカバーしたりするための指導（ワープロによるノートテイクや電卓，使いやすい定規や分度器を使うこと，家庭や学校外の教育・療育機関などで使用しているデジタルカメラやカラーフィルターなどの機器などの学校での使用を認めることなど）

  感覚過敏に対する指導（過敏さの自覚，対処方法など）

  得意な能力をさらに向上させ，自信を高めるための指導（得意な活動を学級の係活動などに位置づけ，活躍を賞賛するなど）

  得意な能力によって未発達な能力を補完するための指導（文章に代えて絵で説明することを認める。テストで，教員が読み上げた問題文に口頭で答えるなど）

- 指導目標の設定

  認知の特性を適切に把握した上での目標設定（心理検査などの客観的な結果を利用する。適切な行動観察。障害が重複する可能性を考慮することなど）

  二次的な障害が生じているかどうかを見極めて適切に対応する。

- 学習内容の変更・調整

  学習内容の精選（基礎・基本的な内容の習得に重点をかける。習熟のための時間が不足する場合は宿題などで定着を図るなど）

- 感覚と体験を総合的に活用した概念形成への配慮

  身体感覚の発達を促すために，体を大きく使った指導を増やす（全身を使って大きな文字を書く，なぞるなど）

  さまざまな感覚に訴える指導（同時に見て触って聞きながら学ぶなど）

- 情報保障の配慮

  読み書きに関する補助手段の提供（アンダーライン，拡大，振り仮名など）

  読み書きに関する代替手段の提供（文字以外を使った伝達，読み上げなど）

  得意な情報処理形式を生かした情報提供（聴覚情報を多めにするなど）

- 認知の特性や身体の動き等に応じた教材の配慮

  目で見て動作を細かく調整することが困難であることへの配慮（使用方法が容易で，器用さをあまり要求しないもの。大きな升目のノートや使いやすい定規など）

- ICTや補助用具等の活用

  読み書きや計算に関する補助手段の提供（アンダーライン，拡大，振り仮名，升目のある計算用紙など）

  読み書きや計算に関する代替手段の提供（音声図書やデジタルカメラの使用，電卓，読み上げなど）

  得意な情報処理形式を生かした情報提供（文字データや音声読み上げソフトの提供など）

- 学習機会や体験の意図的な確保

  体験学習の機会の確保（声をかけて誘う，わかりやすいように説明して安心感を与えるなど）

表1 つづき

- 他の子どもと比べ時間を要することへの配慮
  十分な時間の確保（試験時間の延長などにより，考える時間を確保）
  指導目標に直接かかわらない学習活動は省略し，必要な活動だけを確保する。
- 実施が困難な活動への補助や指導上の配慮
  文字の練習や計算練習への配慮（漢字練習や英語学習において，単純な繰り返し練習が効果を上げないことやアルファベットの表記ルールの習得が難しいことなどに配慮し，形や意味から指導したり，粘土などの可塑性のある物体で扱ったりするなど）
- 人間関係の構築への配慮
  学級の受容的な人間関係づくり（差別されないこと。一部の教科学習ができないことによって全体を低く評価されない。得意なことを認め合うなど）
- 心理状態・健康状態への配慮
  自尊感情を高めることができるようにする（課題遂行に向けた複数の方法を用意し得意な方法を選択できるようにする。叱責を少なくし，できたことを褒める。「どうしてできないの？」などと責めないなど）
- 専門性のある指導体制の整備
  外部専門家（特別支援学校教員，発達障害者支援センター職員，市町村教育委員会の教育相談担当など）からの助言
  個別の教育支援計画，個別の指導計画を作成することでの共通理解
  学校内の資源の活用（通級指導教室などの設置と活用）

バイスがいかに不十分であるかを反省させられる。

　実際には各個人によって読み書きの発達段階があるため，評価をしっかり行う必要がある。さらに，どのレベルでの介入をすべきなのかは，読み書きの発達段階のみならず，各個人の実年齢と置かれている状況によるであろう。小学1～2年生の段階でチャンク作りを指導し，サイトワードを増やすことは今後の学習の一つの大きな支えになり得るであろう。絵を見て意味が理解できるようにチャンク化された単語から意味→音韻へとつなげることが可能である（図3-2）。平仮名の単語をうまく読めないディスレクシアをもつ子どもが好きなゲームやアニメのキャラクターのカタカナ名をいとも簡単に読む様は端から見ていると不思議な現象である。逆に中学生になった子どもに，平仮名のチャンク作りをやっても成績がよくなることはないし，すでに傷ついていた自尊心の傷口に塩を塗り込むことになる。むしろICT（情報通信技術：Information and Communication Technology）を利用して読み上げソフトを使用すること

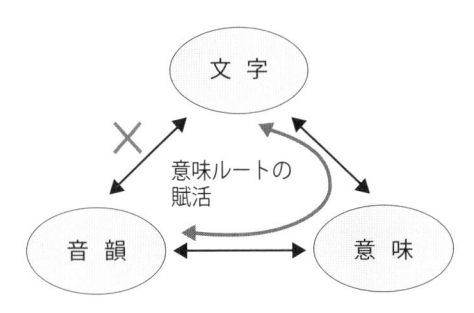

文字をチャンク（かたまり）として捉えることができるようになると，文字から意味を想起，さらに音韻につなげるといったことができるようになる。身近な単語をチャンク化していくことはディスレクシアをもつ子どもたちの一つの対処方法となり得る。

図3-2　意味表象を介した読み

や，PCやタブレットを用いた入力をさせていくことや板書の負担を減らしてプリントを渡す，黒板の写真を撮る，ICレコーダーに録音をする方が実用的で役立つであろう。

Ⅸ　症例紹介

　本症例については，すでに別に発表したもの[6]から抜粋して紹介する。個人情報保護のため症例の詳細は報告に支障のない範囲で一部変更を加えている。

　【症例】初診時小学3年生，男児
　【主訴】他害，衝動性，離席徘徊，不注意，反抗的行動
　【現病歴】生来おとなしめの子であり，保育園では対人トラブルや行動の問題の指摘を受けたことはなかった。小学校入学後から他害，衝動性，離席，不注意，反抗的行動で担任から指摘を受けていた。小学3年生になって症状がエスカレートした。学校では注意を受けたり，制止されると他害が見られた。面白くない時にものを蹴ったりした。教室から飛び出し，廊下で寝っ転がるようになった。母が学校に見に行くと，多くの場合は教室にはおらず，体育館や他の教室に行っていることが多く見られた。学校だけでなく，習い事の先生を叩いてしまうこともあった。学級担任からは「病院で薬を飲んでよくなった子もいるので受診しなさい」と言われ，小学3年生の6月に母とともに専門外来を受診した。

【出生歴】特に問題なし。
【既往歴】2歳時より熱性けいれんを数回起こしたが，脳波検査では異常を認めなかった。
【発達歴】運動発達は特に遅れを認めなかった。知的発達では3歳時に有意語数語のみで言葉の遅れを認めたが，6歳時には年齢相応にキャッチアップしていた。
【家族歴】両親ともに健康。同胞なし。
【本人への聞き取り】年齢相応の身なりで，母の隣の椅子におとなしく座っており，表情はにこにことしている。一般的な名前，小学校，学年，クラスなどの質問には淡々と答える。先生はやさしいか？ と問うと母の顔を見てから「普通」と答える。怒られたことはある？ には「ある」と答える。

休み時間，友人，家での遊び，好きなテレビ番組について年齢相応に答える。学校や家で困っていることは？ と問うと「勉強の国語，大変。読むのと書くのと……カタカナ」と言う。改めて母に確認すると，小学校に入る時点では母，祖父母が必死で平仮名の読みを教えたがまったくできなかった。カタカナはまだ不十分であるという。

【初診時現症】利き手は右手であり，眼球運動を含め，神経学的所見には異常を認めない。

小学校低学年の子どもたちがよく読む本を音読させると，読みはじめるまでにややしばらくの時間を要する。単語のまとまり（チャンク）も一部できているが，文末などに勝手読みが多い。

【読み書きの症状チェック表】
母：学力（国語）やや遅れている（当該学年の平均以下），読字10/15点，書字7/15点。
学級担任：学力（国語）やや遅れている（当該学年の平均以下），読字3/15点，書字11/15点。

【LDI-R】（学級担任記載）
A型推論，行動がつまずき疑い，社会性がつまずきあり（読み，書きにはチェックがついていなかった）。

【ADHD-RS IV】
母：全体 52/54 点，不注意 25/27 点，多動・衝動性 27/27 点
学級担任：全体 23/54 点，不注意 12/27 点，多動・衝動性 11/27 点
【WISC-III】
FIQ 80，VIQ 81，PIQ 83
VC 83，PO 87，FD 85，PS 86
下位検査（評価点）
知識7，類似5，算数6，単語9，理解8，数唱9
完成12，符号6，配列4，積木8，組合8，記号9，迷路11

【PF スタディ】回答の所要時間に32分を要した。例題・問題1〜5までに22分かかったため，問題6以降は検査者が回答を聞き取ったものを採用した。設問ごとに読むのにも時間がかかっていた。

例題では「上手でしょうがなんでそんなことおゆうの」となり，「が」の濁点の位置が間違っていた。別の問題でも「が」の濁点の数が多くなっていた。検査全体で使われた漢字は「上手」「兄」「返」のみと少なかった。別の設問では「いいよ。いいよしゃべるんのなとなくていいの。」と回答し採点不能であった。

【絵画語彙発達検査】生活年齢8歳10カ月，語彙年齢7歳7カ月で「遅れている」の領域。

【音読検査】単音連続読み　読み時間 87.9 秒（+7.2SD），誤読 12（+9.1SD）
有意味単語　読み時間 82.0 秒（+13.3SD），誤読 3（+5.4SD）
無意味単語　読み時間 113.0 秒（+5.9SD），誤読 7（+3.2SD）
単文　読み時間 35.1 秒（+8.8SD），誤読 0（-0.6SD）

【初診時の見立て】本児は知能検査では全検査 IQ 80 とやや低めであったが，読字書字の困難さを説明できるものではなかった。したがって，本児の困難の原因は読字書字の困難と，それに伴い自尊心低下を来し，（「バカと言われるよりも悪い方がまし」といった）自己防衛のための他害や衝動的行動が表現されていたと考えられた。音読検査では，すべての課題で読み時間の著明な延長と，単文以外の3課題で誤読の増加を認めた。診断としてはディスレクシアをベー

スにし反抗挑戦性障害に至った状態像と考えた（この時点では知能指数が85に達していないために特異的発達障害ガイドラインの診断基準[3)]には該当しなかったものの，臨床像としてディスレクシアと診断した）。

初診時は学校での問題行動（他害，衝動的行動，離席，反抗，不注意）を訴えて来院されたが，診察場面では多動衝動性や不注意はさほど見られず，本人の国語での読み書きの苦手さの訴えから，母に確認すると小学校入学前からの読字や書字の困難が疑われた。しかしながら学校場面では問題行動が前景として存在したために，ともすると注意欠如多動症，反抗挑戦性障害を疑う主訴で来院したものと思われた。母も読字書字の苦手さには気づいていたものの，主に学校での問題行動に手を焼いていたために，問題行動の陰にある心理背景との関連に気づかれていないと考えられた。

【その後の経過】読字書字の評価および個別指導のために北海道大学教育学部と協力し，本児および母への疾患教育を病院外来で進めることとした。

学校でのトラブルは頻繁に起こっており，個別支援開始1カ月目の時点で，学校でテストの得点を揶揄された本例がクラスメイトに怪我をさせてしまったことがあった。これに対して保護者は「この子にはこういう（暴力的な行動をとる）障害があると思うんです」と教育支援担当者に話した。

医師，教育支援担当者とで読みの困難について説明した。母も本例が宿題を始められずダラダラすることや，宿題を読んでほしいと母親に頼むことは「怠け」ではなく，それだけ本人にとって読むことは負担の高い作業であることを認識するようになった。

支援開始4カ月後，保護者は読み返した日記から「家でも本例の反抗的な態度が減少していることに気づいた」と語った。また本例の望みに応じて宿題を読むことで，宿題への拒絶感もやや軽減した。さらに本例が「眠たい」「疲れた」と言って宿題への取り組みをすぐにはじめない時にも，叱らずに適切に対応することで，親子間の衝突の回数も減少してきているとのことであった。

これまで本例が暴力を他者に振るった際には，本例からではなく，学校や相手の保護者から連絡が来て，その事実を知る状況であった。しかし，この頃から本例自身が泣きながら，なぜ暴力を振るってしまったのか理由を母親に話す

ことが始まり，母親も本例の苦しみ（教室の中でからかわれる，みんなに責められるなど）を本人の口から聞くようになった。これによって母親が「本人は追い詰められている」のだと解釈することができるようになった。

本例の行動と，読み書きの問題との関係を伝えることで，これまで母親が自身への反抗，挑戦と受けとっていた行動を異なる視点から解釈できるようになった。そして，母親は本例の感情面の変化を汲み取れるようになった。

X　おわりに

子どもが自らを省みて自分の苦手さに気づくことは難しい。周囲の大人がよく観察しなければ紹介した症例のように問題行動だけに目がいってしまう可能性がある。いわゆる自閉スペクトラム症や注意欠如多動症よりも見えにくい疾患だけに，本人の努力不足にされがちであり，自尊心の低下を来しやすい。最後に紹介した症例は周囲の大人が気づき手をさしのべなければいけないことを痛感した症例であった。

視力が低下していれば眼鏡をかける，聴力が低下していれば補聴器を使用するのには不公平感，異論はないであろう。視力や聴力に問題がないとしても，視覚的な表象（文字）と音声言語の表象（音韻）との間の変換に困難をもっている子どもたちがいることに注目し，その困り感に寄り添い，理解と支援を届けることが求められている。

引用文献

1) American Psychiatric Association (2000) Diagnostic and Statistical Manual of Mental Disorders, Fourth Edition, Text Revision: DSM-Ⅳ-TR, APA. (高橋三郎，大野　裕，染矢俊幸訳 (2004) DSM-Ⅳ-TR 精神疾患の診断・統計マニュアル新訂版. 医学書院)
2) American Psychiatric Association (2013) Diagnostic and Statistical Manual of Mental Disorders, Fifth Edition: DSM-5, APA. (高橋三郎，大野　裕 (監訳) 染矢俊幸，神庭重信，尾崎紀夫，他訳 (2014) DSM-5 精神疾患の診断・統計マニュアル. 医学書院)
3) 稲垣真澄，特異的発達障害の臨床診断と治療指針作成に関する研究チーム編集 (2010) 特異的発達障害診断・治療のための実践ガイドライン―わかりやすい診断手順と支援の実際. 診断と治療社.
4) 井上　智，井上賞子 (2012) 読めなくても，書けなくても，勉強したい―ディスレクシアのオレなりの読み書き. ぶどう社.

5）岩田みちる，下條暁司，橋本竜作，他（2015）発達性ディスレクシアにおける Rey 複雑図形と文字の書き写しの関連性検討．子ども発達臨床研究，7; 1-4.
6）岩田みちる，柳生一自，横山里美，他（2015）二次障害を呈した読み困難児に対する包括的支援の重要性．子ども発達臨床研究，7; 57-62.
7）Landerl, K., Wimmer, H., Frith, U. (1997) The impact of orthographic consistency on dyslexia: A German-English comparison. Cognition, 63; 315-334.
8）文部科学省（2011）障害種別の学校における「合理的配慮」の観点（案）．
9）文部科学省（2012）通常の学級に在籍する発達障害のある可能性のある特別な教育的支援を必要とする児童生徒に関する調査結果について．
10）Rutter, M., Caspi, A., Fergusson, D. et al. (2004) Sex differences in developmental reading disability: New findings from 4 epidemiological studies. JAMA, 291; 2007-2012.
11）Shaywitz, S.E., Shaywitz, B.A., Fletcher, J.M. et al. (1990) Prevalence of reading disability in boys and girls: Results of the connecticut longitudinal study. JAMA, 264; 998-1002.
12）Siok, W.T., Perfetti, C.A., Jin, Z., et al. (2004) Biological abnormality of impaired reading is constrained by culture. Nature, 431; 71-76.
13）Stanovich, K.E., Siegel, L.S. (1994) Phenotypic performance profile of children with reading disabilities: A regression-based test of the phonological-core variable-difference model. Journal of Educational Psychology, 86; 24-53.
14）高橋　登（2004）子どもの読み書き能力はどう発達するのか．児童心理，808; 119-124.
15）高橋　登（2006）学童期の語彙能力．コミュニケーション障害学，23; 118-125.
16）Wydell, T.N., Butterworth, B. (1999) A case study of an English-Japanese bilingual with monolingual dyslexia. Cognition, 70; 273-305.

■第Ⅲ部■
子どもに対する治療法

第9章

子どもに対する非言語的精神療法

傳田健三

I　はじめに

　本章では，まず非言語的精神療法とは何かについて，総論的に解説する。次に一症例を呈示し，そこで非言語的精神療法がどのように用いられたか，その効果とリスクはどうか，その治療的意義はどう考えられるかについて考察したい。

　本症例は筆者が30年以上前の研修医時代に経験した症例である。未熟な対応にいま読み返すと冷や汗が出るが，児童思春期治療のエッセンスが散りばめられた貴重な症例であった。症例を読むと，この治療が非言語的精神療法だけで展開していったものではないことがおわかりいただけるだろう。ただ，そこに非言語的な媒介があったために，その時の患者の感情や治療者・患者関係の様相が可視化され，治療者にさまざまなことを気づかせてくれ，治療の全体の流れを考える手がかりを与えてくれたものと考えている。

　なお，症例の提示に際し，掲載することに関してその主旨を十分に説明し，本人の同意を得た。また，プライバシー保護のため，匿名性が保たれるように十分に配慮した。

II 非言語的精神療法とは何か

1. 非言語的精神療法の定義

 非言語的精神療法といっても，実際の臨床においては，その施行目的に応じてさまざまに用いられている。すなわち，レクリエーション活動としての集団絵画療法から，1対1の個人精神療法としての箱庭療法まで，あるいは治療のやま場で一時的，挿間的に行われるものから，毎週1回連続的に行われるものまで多様である。

 ここでは非言語的精神療法を，「自己の感情，考え，あるいは心理的状況を，言語だけでは十分に表現するには至らない患者を対象に，言語以外のもの（絵画，箱庭，遊戯，コラージュ，粘土造形など）を媒介として行われる精神療法であり，それによって患者の人格の成長・発展を促し，現実生活における適応の改善を目指すもの」と定義したい[5]。

2. どのような技法があるか

 現在，広く行われている非言語的精神療法の諸技法とその特徴を述べてみたい。図1には非言語的アプローチの各技法を「投影法－構成法」「自由法－課題法」という二つの軸を基準に分類，整理したものを示した。以下に，代表的な非言語的技法を解説したい[5]。

1）箱庭療法

 KalffはLowenfeldの「世界技法（World Technique）」にJungの分析心理学の考えを導入して「砂遊び（Sandspiel）」として発展させた。Kalffに教えを受けた河合隼雄がこの方法を日本に「箱庭療法」として紹介して以来，わが国において最も著しい発展をみた方法といえよう[8]。方法としては，内法72×57×7cmの木製の箱（内側が青色で，砂を掘ると水が貯まっている感じがする）に砂を入れておき，さまざまな玩具やミニチュア（人，動物，木，花，乗物，建築物，橋，柵，石，怪獣など）を棚に用意しておく。そして患者に，「こ

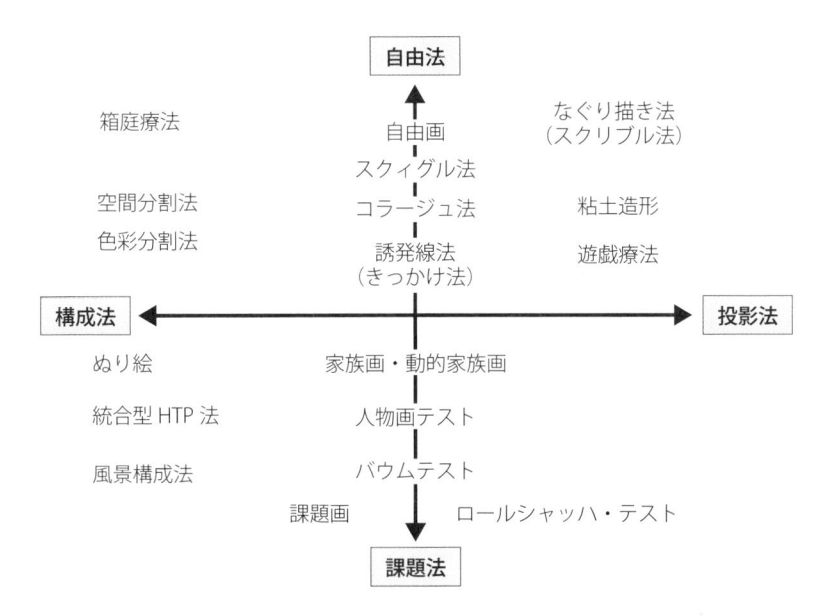

```
                    自由法
                     ↑
  箱庭療法        自由画        なぐり描き法
                              （スクリブル法）
              スクィグル法
  空間分割法     コラージュ法    粘土造形
  色彩分割法
              誘発線法         遊戯療法
              （きっかけ法）
  構成法 ←————————————————————→ 投影法
              家族画・動的家族画
  ぬり絵
  統合型HTP法    人物画テスト
  風景構成法     バウムテスト
              課題画      ロールシャッハ・テスト
                     ↓
                    課題法
```

図1　非言語的アプローチの技法の分類

のおもちゃを砂箱に自由に並べて何か作ってください」と教示する．治療者は傍らで見守る．完成したら，「どんなところですか？」と簡単に尋ねる．以上を週に1回行うことが多い．構成法の代表的な方法の一つである．

2）課題画

バウムテスト，人物画テスト，HTP（家，木，人）テストなどが，主に心理検査の技法として行われる．家族画，動的家族画（「家族が何かしているところを描いてください」と指示する）などの技法もある．また，個人精神療法のなかでも，さまざまな課題やテーマを設定して描いてもらうこともある．

3）風景構成法（図2）

中井久夫によって1969年に創案された絵画テストあるいは絵画療法の技法の一つである．まず，治療者が枠づけした画用紙を患者に渡し，「川，山，田，道，家，木，人，花，動物，石，その他」を順番に描いて，全体が風景になるように教示する．できあがったら彩色してもらう[5,6]．

4）空間分割法，分割彩色法，なぐり描き法（図3）

治療者が枠づけした画用紙を患者に渡し，「自由に線を引いて，画面を区切っ

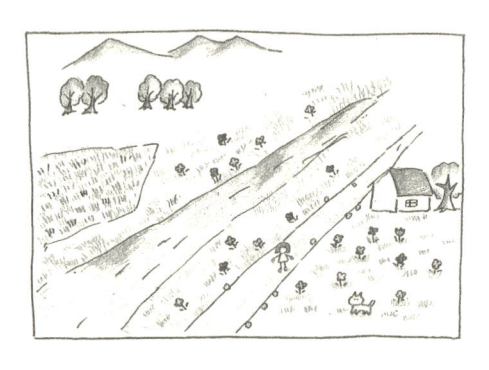

図2　風景構成法

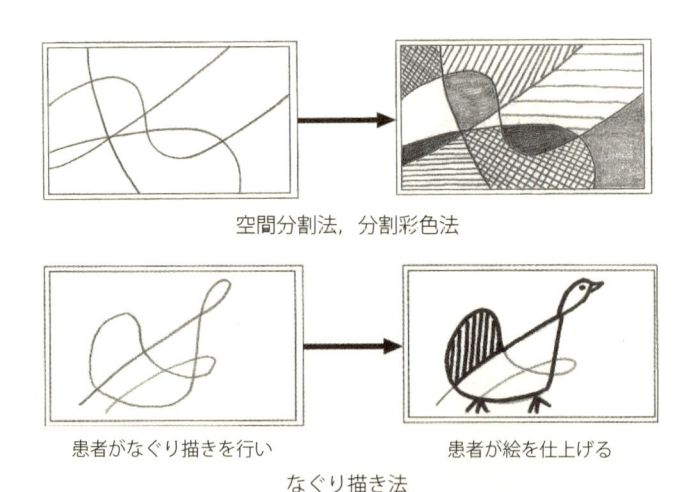

図3　空間分割法，分割彩色法，なぐり描き法

てください」と教示するのが空間分割法である。分割された空間にそれぞれ色を塗ってもらうと分割彩色法となる。描画の巧拙が出にくく，安全なため，誰にでも適応可能なことが特徴である。

　なぐり描き法とは Naumburg によって 1966 年にはじめられた方法である。患者に画用紙を渡し，「自由に線をなぐり描きしてください」と教示する。なぐり描き線の軌跡に何が見えるかを尋ね，それに色を塗って仕上げてもらう[5,6]。

5）誘発線法（きっかけ法）

〈治療者〉　　　　　　　　　　　　　　〈患　者〉

（1）治療者がスクィグルを描く

（2）患者が絵を仕上げる

（3）患者がスクィグルを描く

（4）治療者が絵を仕上げる

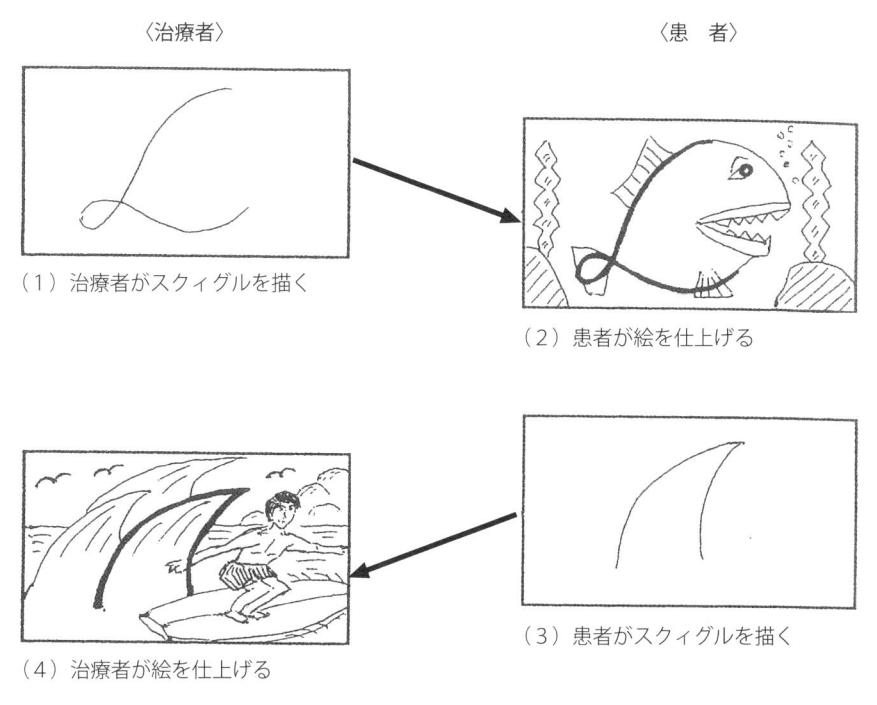

図4　スクィグル法

　描画を誘発するために，まず治療者が画用紙に簡単な線（誘発線）を描く。それをきっかけとして絵を完成してもらう。「誘発線法」は誘発線のパターンが決まっている。「きっかけ法」はパターンを決めずに治療者がその場で即興で自由に線を描くものである[2,5,6]。

6）スクィグル法（図4）

　治療者が画用紙に簡単な線（スクィグル）を描き，「この線をもとに，好きな絵を描いてください」と教示する。次に患者にスクィグルを好きなように描いてもらい，それをもとに治療者が絵を完成させる。これを何回か繰り返す。成人における言語を相互にやりとりする会話に対応する，子どもと絵を相互にやりとりする精神療法に発展しうる方法である[3,5,6]。

3．非言語的媒介を通して何が表現されるのか

1）患者の特性

患者の描いた絵などから，生来の性格傾向，その年代の特徴，および知的能力などが読み取れることがある。例えば，屋根の瓦一つひとつまで時間をかけて描き込んだ家屋画に強迫性，粘着性，完璧性をみることができるかもしれない[4,5,6,7]。

2）象徴化

絵画や箱庭にはさまざまな象徴化が行われると考えられる。患者の作品を前にした時，治療者はまず直観的な全体印象を大切にしながら，次第に細部に目を移していく。そして頭の片隅に理論的解釈や常識心理学をおきつつも，治療者自身に生起する感情を確認し，わからない部分はそのまま保留し，これまでの治療の流れを振り返りながら，患者の症状，行動，外界との交流，面接内容などを重ね合わせていく。そのような操作を繰り返していくと，いくつかの解釈が頭に浮かび，意味内容が重層的，立体的につかめてくる[4,5,6,7]。

3）精神病理

描画に疾患特有の精神病理が表現されることがある。例えば，統合失調症の患者では，幻聴や被害妄想の内容がそのまま表現されることがある。うつ病の患者では細く淡い描線となり，躁病の患者では原色で力強く描くことがある。その他，統合失調症の急性期から回復期における描画形態の変遷過程の研究などがある[5,6]。

4）治療者−患者関係

非言語的精神療法は患者と治療者の共同作業とみなすことが可能であり，そこには治療者−患者関係の深化の程度，治療的距離，治療者関係の様相がさまざまに表現されると考えられる。さらには，治療者−患者関係の関係性の特徴のみならず，時には関係性の病理さえも表れてしまうといえよう[4,5,6,7]。

4．どのような立場があるのか

非言語的精神療法が児童思春期症例にとってどんな意味をもつのかという問いに対して，次のような4つの立場が考えられる[4,5,6,7]。

（1）何かを描いたり，ひとつの作品を完成することそれ自体に治療的価値

を置く立場。精神科作業療法などはこの立場に立つといえるだろう。

（2）自己の内面を表現することに意義を認める立場。絵を描いたり遊ぶという行為のなかで，抑圧された情緒，欲求，葛藤が表現されるという浄化作用が治療的であるとする立場。

（3）描画や箱庭を媒介として生じてくる患者と治療者の治療的人間関係を重要視する立場。

（4）描画や非言語的媒介は言語による治療への補助手段であるとする立場。

実際の治療においては，多かれ少なかれいずれの要素も関連していると考えられる。患者が今何を必要としているか，全体の治療の流れからどのように意味づけられるかなどによって異なってくると考えられる。

Ⅲ 症例呈示

1. 症例の概要

【症例A】男子，初診時11歳，小学5年生

【主症状】不登校，家庭内暴力，自傷行為

【家族歴】両親とAの3人暮らし。父親は43歳，中規模会社の支店長。学歴はないが営業の実績で現在の地位を築いた。家族のためと考えて努力してきたが，出世するにつれ，次第に家族を顧みる余裕がなくなってしまったと述べる。母親は44歳，神経質，几帳面な性格。母親自身が養女で身内がいなかったため，劣等感が強く，唯一血のつながっている一人っ子のAを溺愛してしまったと述べる。

【生育歴】正常産，人工栄養。幼少時より肥満傾向が目立った。母親は自分自身が養女であり，親と十分にふれあう養育を受けた経験が乏しいため，Aが生まれてもどのように抱いてよいのかわからなかったという。泣かれるのが恐ろしく，育児書を頼りにただミルクを与えてしまったと述べる。したがって，母親自身はAを溺愛したと言うが，内実は不安が強く，どうしてよいかわからず，Aとの適切なふれあいも乏しい状態であった。

Aは引っ込み思案でなかなか友達が作れなかった。幼稚園で登園拒否があった。友達と遊んでいても友達の家に入ることができなかった。ストレスがかかると食欲不振，嘔気・嘔吐，下痢をしばしば起こした。また，嬉しいことがあっても母親の胸に飛び込んでくるようなことはなかったという。小学校入学時も登校を渋ったが，しばらくの間母親が同伴することにより次第に登校が可能となった。母親はAの小心さを心配して，柔道，水泳，ピアノ，学習塾に通わせた。Aはいずれもきちんとこなすものの，あまり楽しくはなかったという。小学4年生までは内気で友達は少なかったが，成績は優秀で，母親の言うことは何でもよくきいた。

　【現病歴】小学4年の11月，父親の転勤に伴い転校したが，初日から登校を嫌がった。数日間は母親が同伴して登校したが，当時体重が85kgもあったため，担任教師から「太っている」と言われてから，まったく登校しなくなった。

　不登校となって6カ月後，母親が小児科に相談に行ったところ，母親の愛情不足だから「スキンシップ」をするように指示された。母親は自責感も加わり，Aが嫌がるのもかまわず，毎日一緒に風呂に入ったり，一緒に寝るなどの「スキンシップ」を行い続けた。すると次第にAは赤ん坊のようにわがままを言ったり，べったりと甘えるようになった。さらに「スキンシップ」を続けたところ，Aは自分の要求が通らないと物を投げたり，家具を壊したり，暴力を振るうようになった。当時の体重はすでに90kgを超えていたため，Aの暴力は激烈で父親も抑えることができなかった。また，不安になるとしばしば刃物で自らの腕を傷つけるようにもなった。一人で家にいることができず，母親の買い物には同行し，それ以外の母親の外出を拒んだ。

　小学6年生の4月から，夜も眠らなくなり，「悪魔がいる。そのために恐ろしくて眠れない。眠ると恐ろしい夢を見る」と言っては暴れることが頻発した。自傷行為も頻回になったため，Aの入院を希望して両親のみX年6月に精神科を受診した。しかし実は，知り合いのお見舞いに行くと言ってAも連れてきたのだが，Aはうすうす察知したらしく，病院の駐車場の車の中から頑として出ようとしないという。

2．治療経過

1）初回面接から入院まで

【初回面接】両親からこれまでの経過を聞いた後，治療者は一人でAに会いに駐車場へ行った。まず，Aに自己紹介をした後，「びっくりさせてごめんなさい。ご両親から事情は聞きました。今日はあなたの意に添わない形で会うことになり，とても心外に感じて腹が立っているかもしれないけれど，ご両親も何かできないかと思って連れてこられたのだと思う。帰ってからご両親を責めないでほしい。あなたがつらいのと同じように，ご両親もつらいのだと思う」と話すと，Aは拒絶的ではないが，顔を伏せたまま無言で聴き入っていた。さらに治療者が「今のあなたは，もうどうしてよいかわからない状態なのかな」と尋ねると，初めて治療者の方を向いた。最後に「今のあなたの問題を少しずつ整理して，今後のことを一緒に考えていきませんか。その気になったら来週来てくれませんか」と話すと，Aは微かにうなずいた。

【入院時の状況】帰宅後，暴力は影をひそめ，Aは母親に次週病院へ行ってみると語ったという。しかし，4日後の深夜，母親が友人に「Aがようやく病院へ行ってみる気になった」と電話しているところをAが聞きつけ，「なぜ，僕のことを他人に電話するんだ」と怒り，大暴れを始めた。父親は出張で不在であり，暴力があまりにも激しかったため，母親は警察を呼んだ。警官が暴れるAを抑え，なだめ，諭していると，Aが病院へ今すぐに入院したいと言い出した。警察から病院に通報があり，当直医から治療者に連絡が入った。

来院時，Aは落ちついていたが，「このまま家に帰ってもまた暴れてしまうのではないか不安だ」と述べた。治療者はAになるべくわかりやすいように，入院生活のプラスの面とマイナスの面，実際には不自由が多く，思い通りにいかないことも少なくないこと，何のために入院するのか（自分の感情や行動がコントロールできるようになることを目的とした），入院期間（まずは1カ月間）を説明し，Aと母親の同意を得た後，閉鎖病棟の個室へ入院とした。

2）第1回目入院後の経過

入院後のAは，大変おとなしく，治療者や看護師に対してもきわめて従順で

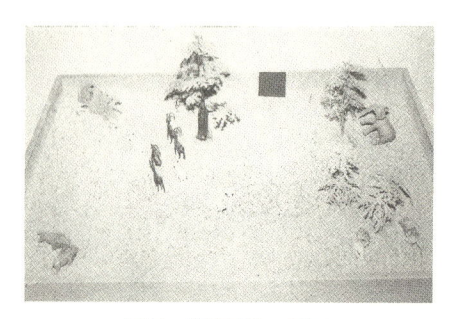

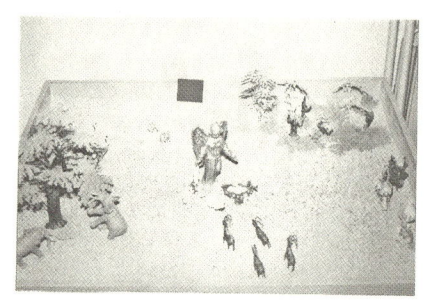

168　第Ⅲ部　子どもに対する治療法

図5　箱庭療法1回目

図6　箱庭療法3回目

あった。他の患者から声をかけられても，礼儀正しく受け答えしていた。A自身から何かすることはないだろうかと尋ねられたため，箱庭療法を説明し，毎週行うことで合意を得た。以下に，入院後に行った箱庭を提示しながら，治療者の印象や治療経過を記述したい。

〈箱庭療法1回目：6月18日〉（図5）

治療者が箱庭の説明をしているうちから，「こういうのは人好きなんだ」と，にこにこしながら作りはじめる。まず中央上に大きな木を，左上，右上，右下に小さな木を置く。中央にサギのペアを置き，そこから斜め左上に向かってトナカイの家族が移動する。左下にバッファローのペア，右下にライオンの家族，右上に象の親子，左上に猿のペアを置いて終了する。

やや寂しそうな印象を与えるが，バランスはよく，いろいろな動物がそれぞれ家族として，あるいはペアになって置かれている。トナカイの移動は新しい世界への展開を予感させるものである。

〈箱庭療法3回目：7月1日〉（図6）

中央に羽をもつ女神を置き，その足下にロバ，お化け，可愛らしい恐竜を置く。左下に大きな木と象のペアを置き，右上に木と草を敷き，ゴリラの群れを作る。右下から女神に向かってトナカイの移動があり，左上にカンガルーのペアと鶴の群れを作る。最後に，右横にタイムマシーンと宇宙服を着た少年二人を置き終了する。

第1回目と同様のテーマであり，トナカイは羽をもった女神に辿り着いている。女神は，大きく，深く，暖かい母親のイメージを表していると考えられる

かもしれない。女神は両手を広げ，あたかも胸に飛び込んでくる子どもを抱き上げようとしているところにもみえる。また，同時にゴリラ，象などの力強い，父親的なイメージも芽生えているようにも感じられる。最後に置かれたタイムマシーンと全体を眺める少年は，これまでの自分を振り返り，自らを客観視しようという試みと考えることも可能である。

【第1回入院生活状況（1）】このころAは入院生活にも慣れ，次第に行動的になってきた。看護師や他の患者からも可愛がられ，表面的にはとても楽しそうであった。特に一人の男子高校生（知的障害）の患者と大変仲良くなり，いつも二人で行動するようになった。

〈箱庭療法4回目：7月5日〉（図7）

中央に大きな木，左下に小さな木2本，右上に家を置く。中央の大きな木の周りに可愛らしい恐竜や子犬を置く。さらに左上に神社，アラビア風の男とお化けを置き，これは「守り神」だという。中央下に魔法使いと泥棒が喧嘩しており，横にバイキング風の男が立っている場面を作る。左下の小さな木の所にかかしを置き，左の少年，カメラマン，家の前の人などを置く。最後に右上に前回と同じタイムマシーンと宇宙服を着た少年二人を置き終了する。

家やさまざまな人間が登場し，現実的な場面となったが，やや退行した印象も受ける。争いの場面は現実生活での対人関係のトラブル（治療スタッフとの対立など）や葛藤，あるいはAの攻撃性を表しているのかもしれない。左上の「守り神」は，神聖で加護的な印象と同時に超自我的な倫理性も感じさせるものである。

【第1回入院生活状況（2）】このころAは，次第に病棟生活にも飽きてきて，不満をもらすようになってきた。また，仲良しの高校生の患者と二人で悪戯をしたり，夜間寝ないで騒いだりと逸脱行動も目立ってきた。当初はやや過保護的であった治療スタッフの対応も，次第に規制，指導，禁止などが多くなり，Aも思い通りにいかないことが増えて，イライラしたり，反抗的になったりする場面がみられるようになった。

7月13日，逸脱行動に関して治療者や看護スタッフから注意を受けたことをきっかけとして，椅子を振り回して病棟内の窓ガラスを割り，器物を破損し

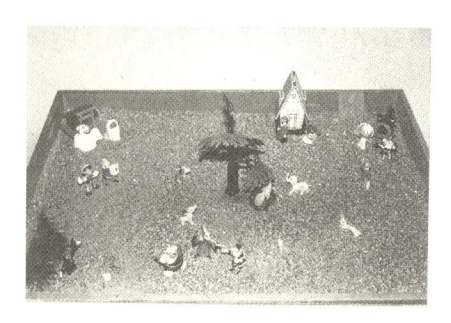

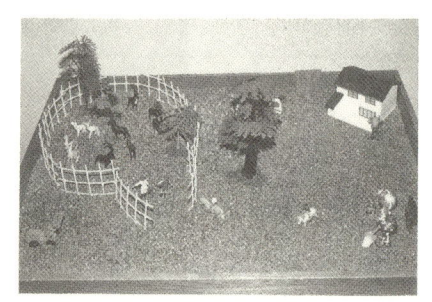

170　第Ⅲ部　子どもに対する治療法

図7　箱庭療法4回目

図8　箱庭療法6回目

て，そのまま無断で帰宅してしまった。治療者と男性看護師がAの家を訪問すると，Aは包丁を持って，「病院には帰りたくない。無理に連れて帰ろうとするなら，この包丁で先生を刺して，僕も自殺するんだ」と叫んだ。

そこで，Aと両親を交えて今後のことを以下のように話し合った。

（1）Aはもう暴力は振るわない。毎週必ず通うから外来通院にしてほしいと強く希望した。

（2）両親もAがそれほどまでに言うのであれば，退院し外来通院に切り替えてほしい。必ず両親が付き添って通わせたいと述べた。

（3）治療者はAの罪悪感を刺激せず，かつ前向きに考えられるように，①家族に暴力は振るわないこと，②刃物を持ったり，自分を傷つけたりしないこと，③毎週通院しながら，日常生活をいかに充実させていくかを考えていくこと，④定期的に家族を交えて話し合いをもつこと，を提案した。

3）外来通院の経過

外来で行われた箱庭を紹介しながら，その後の経過を述べたい。

〈箱庭療法6回目：7月30日〉（図8）

中央に大きな木，右上に家を置く。左側に柵を円形に作り，中にさまざまな動物と木を置く。その後，柵の下方を開放し，中に農夫が餌を与えるために入っていく。左下には工事用のブルドーザーが置かれている。最後に右下に再びタイムマシンと宇宙服を着た少年を二人置いて終了する。抑え込んでいたさまざまな感情が，今まさに解き放たれようとしているという印象を与える。

【外来通院状況（1）】　Aは毎週両親と一緒に通院を開始した。自分の意見が

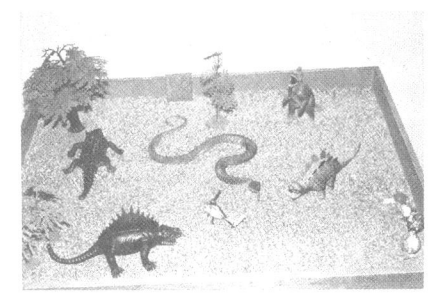

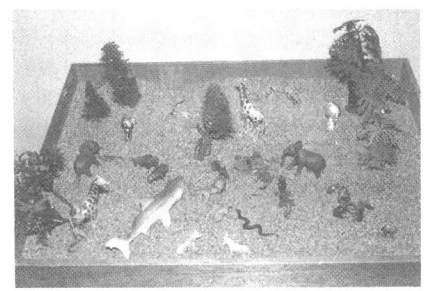

図9　箱庭療法8回目　　　　　図10　箱庭療法10回目

通って通院治療に切り替わったことで，非常に表情もよく，暴力も影をひそめた。家では母親と一緒に勉強を始めたり，今できる行動を行い，日常生活を充実していこうという姿勢を見てとることができた。しかし，治療者も両親も，Aが無理をしているという印象は否めなかった。

〈箱庭療法8回目：8月29日〉（図9）

　中央に大きなヘビを，周囲に恐竜を4つ置く。左上，左下，中央上に木を置く。中央下にはヘリコプターが墜落している。最後に再びタイムマシーンと少年を置いて終了する。

　これまでの箱庭とはうって変わって，攻撃的で不安感，緊迫感が伝わってくる箱庭である。攻撃性，残虐性，衝動性などが一気に出現してしまったという印象を与える。

【外来通院状況（2）】退院後1カ月を過ぎる頃になると，思うように勉強は進まず，次第にイライラが募るようになり，家事の手伝いもマイペースなため，母親と衝突することが増えた。母親に暴力を振るうことはないものの，イライラすると物に当たることが目立つようになってきた。

〈箱庭療法10回目：9月19日〉（図10）

　さまざまな動物，爬虫類，昆虫，木を何かに取りつかれたように置いていく。中央に集中するように見えるところもあるが，バラバラに置かれているところもある。中央には大小多数の石を置く。宇宙服を着た二人の少年が右上と左上に置かれる。最後に迷った末，大きなサメを左下に思いきり強くたたきつけるようにして置き終了する。

さまざまな感情や衝動が噴出して，収拾がつかなくなってしまったという印象を受ける。これまで周囲から見ていた二人の少年は箱庭の中に巻き込まれているかのようである。客観性を失い，混乱してしまったのかもしれない。

この箱庭を作った後，Aは「なぜか恐ろしい感じがする」と言って，一切箱庭は行わなくなった。それだけでなく，箱庭を置いてある診察室に近づくのさえ嫌がるようになってしまったのである。

家でもさらにイライラが募るようになり，家族を交えた面接を何度か行った。A自身もこのままではまた暴力を振るってしまうのではないかという不安を述べた。そして，もう一度入院して，前回入院中に一度見学した院内学級に通ってみたいと自ら述べるようになった。

4）第2回目の入院後の経過

前回の入院治療を踏まえて，入院の目的，入院生活の内容，病棟のルール，イライラした時の対応の仕方などを詳細に話しあい，お互いに確認をしあった。今回の入院の目的は，院内学級に通い，日常生活を充実させることとした。イライラした時には，その時の感情や状況を，そのつど治療者や看護スタッフに話してみること，場合によっては個室を利用することもありうることを確認した。

看護スタッフに対しても，前回の入院の反省から，①子ども扱いせず，一人の人格として尊重すること，②基本的には自分のことは自分でさせ，代わりにしてあげない，③自分のしたことに対して，可能な範囲で責任をとらせること，④イライラしている時には，その時の感情や状況をじっくりと聞くこと，⑤カンファレンスを頻回に行い，情報交換を密にすること，などを話し合った。

【第2回入院生活状況】第2回目の入院生活は，予想に反して，穏やかで安定した経過であった。院内学級にも問題なく通えるようになり，すぐに男子の同級生の友達ができた。心配していた問題行動は皆無であった。表情も見違えるように明るくなり，年齢相応の無邪気さ，活発さ，行動力も示すようになった。Aのさまざまな症状や問題行動は，学校へ行けなくなり，居場所がなくなった結果，二次的に生じたものであったのだということが，治療スタッフにも両親にも痛感させられたAの変化であった。1カ月間の入院後，次第に外泊を増

やしていき，家から院内学級に通う練習を繰り返した。

11月から院内学級の友人が退院して地元の学校へ通うことになった。それを聞いてＡも地元の小学校へ通いたいと強く主張するようになった。そこで本人，治療者，院内学級の担任で何回か話し合いをもち，試験的に地元の小学校に通ってみることになった。

当初はかなり疲れは残るものの，比較的順調に適応することが可能であった。ところが，近隣の住民を通して，Ａが激しい家庭内暴力・器物破損を行っていたことがPTAに知れ渡ることとなり，他の子どもに危害が及ぶ可能性が大きな問題となってしまった。学校側も，家庭内暴力の詳細を聞くに及んで，突然態度を硬化させ，Ａの受け入れを拒否したい旨を家族に伝えてきた。

治療者は，学校側および教育委員会と何回か話し合いをもったが進展はみられなかった。両親も積極的に行動し，PTAに理解を求めようと懇談会で一生懸命説明に努めた。しかし，PTAや学校側の姿勢は，子どもたちの態度にも大きな影響を及ぼし，Ａは疎外感を募らせていった。そして，Ａ自らこのまま院内学級で卒業したいと述べるようになった。

5）中学校への適応の時期（きっかけ法の導入）

卒業まで家から院内学級に通うことを決心して，Ａは表面的には落ち着きを取り戻したが，中学校のことや将来のことを考えると不安感，孤独感，疎外感が募り，これまでなかったことだが，気分的に落ち込むことが目立つようになってきた。家庭内でも暴力はないが，むしろ内省的で，自室で考えごとをしている時間が目立つようになり，12月に入ると毎晩学校の夢を見てはうなされるようになった。

治療者に対して，Ａは「学校へ行けないことが自分の問題であることはわかっているが，どうしてよいかわからない」と述べた。そこで治療者は，多少でもＡの孤独で絶望的な感情を受けとめ，支えられないかと考え，誘発線法（きっかけ法）を提案してみた。以下にＡの描いた描画，その頃の治療状況，治療者が抱いた感想を述べてみたい。作品の下には治療者が描いた"きっかけ"を示した。

〈きっかけ法1回目：12月12日〉（図11）

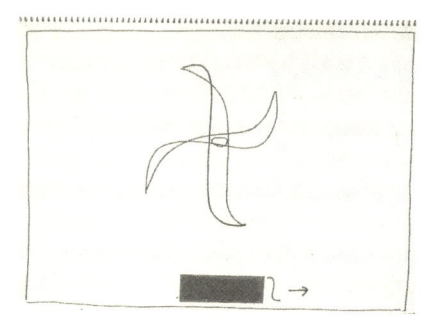

174　第Ⅲ部　子どもに対する治療法

　　図11　きっかけ法1回目　　　　　　図12　きっかけ法5回目

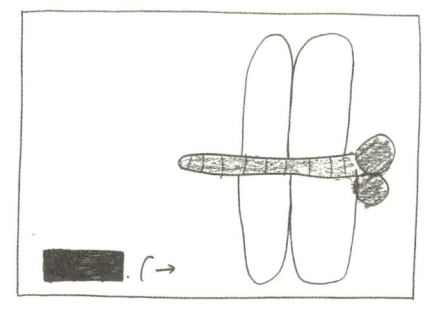

　きっかけ法の説明をして，治療者が"きっかけ"を描くと，Aはにこにこしながらも「こいつはいい」と言い，楽しそうに「手裏剣」を描いた。攻撃性の表現とも見てとれたが，Aはこれを描きながら小さい頃に忍者ごっこをして遊んだ話を語った。Aが小さい頃の話を自ら語り出すことは初めてのことであった。

〈きっかけ法5回目：1月23日〉（図12）

　治療者は，きっかけ法を開始してから，これまで常にある一定の距離をおいていた治療関係が，回を追うごとに深まってきた印象をもった。治療者の描く"きっかけ"に注文をつけたり，治療者に対して何でも率直にものが言えるようになってきた。また，年齢相応の甘えやいたずらもみられるようになった。作品には少しずつ動きが出てきた。

〈きっかけ法7回目：2月6日〉（図13）

　情緒的にも安定しており，母親に対しても，率直に自分の感情を表現できるようになってきた。母親も，Aが多少イライラしても，きちんと話を聞いてあげると，すーっと落ちつくことがようやくわかってきたという。

　作品は穏やかでほのぼのとした内容であるが，まだ地に足が付いていない感じを与える。また，家庭では，引っ越してきてから一度も片づけたことがなく乱雑であった自分の部屋を初めて一人で掃除した。幼い頃遊んだおもちゃや絵本などをすべて段ボールに詰めて片づけたという。自立していくなかで，過去のことを封印していく作業と考えられるかもしれない。

〈きっかけ法11回目：3月6日〉（図14）

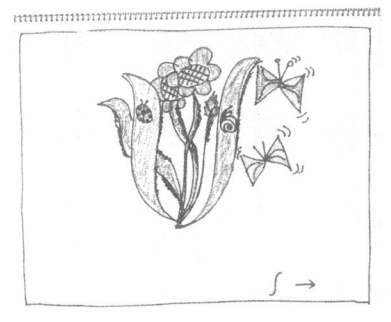

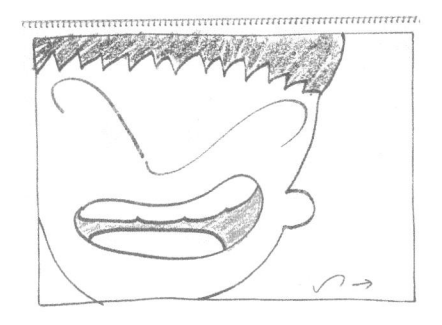

図13　きっかけ法7回目　　　　図14　きっかけ法11回目

　両親は思いきってAに今後どうするかについて切り出してみたという。これまでは中学のことなど話し合える雰囲気ではなかったのに，驚くほど落ちついて話ができた。Aはまだ地元の中学に行く自信がないと述べた。父親が市内の通級学級（不登校の生徒のための通級学級）の話をすると大変興味を示し，ぜひ見学してみたいと言ったという。早速，家族で見学に行ったところ，Aはとても気に入って，すっかり行く気になった。作品は，「笑顔の自画像」である。
　また，Aは母親の言動に対して一つひとつ文句をつけ，自分の意見をしつこく言うようになった。母親には，攻撃というより一生懸命に親離れしているように感じられるという。

〈きっかけ法15回目：4月3日〉（図15）
　家族3人で通級学級の手続きに行ってきた。描画からは飛翔，旅立ちの意気込みが感じられるが，紫色の羽と緑色の胴体という色合いにはやや不安が表れているかもしれない。
　このころAは，父親との接触を強く求め，一緒に風呂に入ろうと夜遅くまで父親の帰りを待っていたり，キャッチボールや相撲など父親と二人でできる遊びをしたがった。

〈きっかけ法16回目：4月10日〉（図16）
　4月7日が入学式だった。作品は，バギー車に乗って道の悪い坂を下っていくところであるという。新しい環境への不安と期待が感じられた。Aは入学式の日の夜から2階の自室で一人で寝るようになったという。これも引っ越してきて以来初めてのことであった。

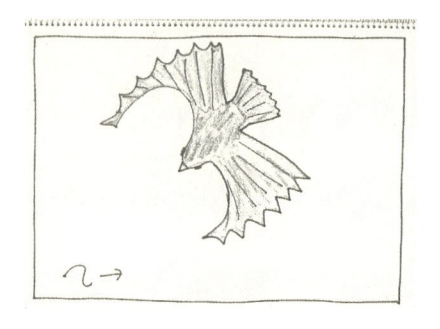

176　第Ⅲ部　子どもに対する治療法

図15　きっかけ法15回目

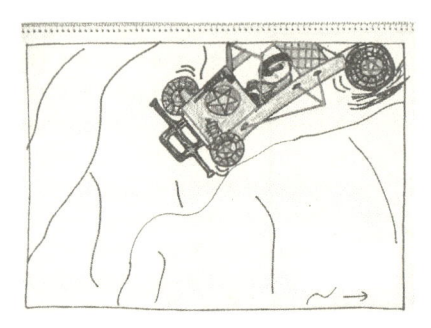

図16　きっかけ法16回目

〈きっかけ法17回目：4月17日〉（図17）

　通級学級に元気に通学しはじめた時期の作品である。「妖怪ケウケゲン」が冬眠しようとしているところであるという。Aによれば、「妖怪ケウケゲン」とは「ゲゲゲの鬼太郎」に出てくる本来は善良な妖怪で、何万年もの間眠りについていたのだが、人間の都市開発

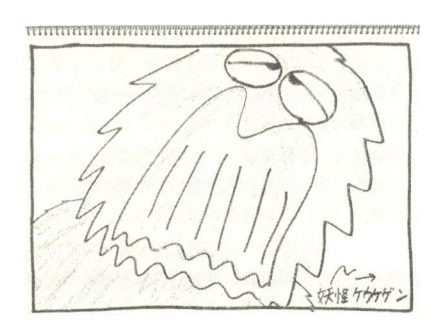

図17　きっかけ法17回目

によって目覚めさせてしまい、都市を破壊し大暴れを始めた。最後に鬼太郎と対決して再び永い眠りについたという話であるという。Aの心の中の魔物が沈静化されつつあるのかなと感じられた。

　Aはその次の週に自ら治療終結を申し出てきた。通級学級には休むことなく通学することができ、1年後に地元の普通学級へ編入した。その後も順調に経過した。

6）16年後の再会とその後の経過

　治療終結から16年後に、Aが突然治療者の現在の所属病院を受診した。「最近調子が悪いので一度診察して欲しい」とのことであった。

　【現病歴】Aは上記のように中学2年生から地元の中学に編入し、順調な経過をたどった。進学高校へ入学後も勉学および部活ともに充実した高校生活を送った。その後は自動車整備士になるために4年制の専門学校に入学し、一級

自動車整備士の国家資格を取得し，自動車販売・整備会社に就職した。職場の対人関係もよく，仕事内容も充実しており，4年目には同期の中で最も早く主任に昇任した。その年に職場の同僚と結婚し，翌年には第1子が誕生した。

　このように，これまでは順調な経過をたどっていた。ところが6年目の4月に係長に昇進したのだが，畑違いの販売の係長職であった。当初はそれでもうまく適応しようと必死になって働いたという。毎日深夜まで残業したが，成果は上がらなかった。係長になって6カ月後頃より，寝つきが悪く，途中で何度も覚醒するようになった。食欲も低下し，最近3カ月で8kgも体重減少した。気分は落ち込み，自分は価値がない人間のように感じる。身体がだるくて，気力が出ない。好きなテレビも見る気もせず，最も楽しみにしている休日のドライブも行く気がしない。また，些細なことでイライラしやすく，妻に当たってしまう。ふと，今の状態は小学生の頃の自分と似ていると思い，治療者の勤務先を調べて受診したという。

　【治療経過】うつ病と診断し，病名の告知と説明を行ったところ，Aは「イライラして妻を罵倒してしまった時，小学校の頃の自分とオーバーラップして恐ろしくなった」と述べた。当時のカルテを読み返してみると，小学校の頃にも地元の小学校に受け入れられなかった時期に抑うつ的な状態になったという記載はあるが，イライラして暴力を振るったり，器物を破壊していた頃は，治療者にうつ状態という認識はまったくなかった。その時期もうつ状態の視点で見直してみる必要があるかもしれない。DSM-5で重篤気分調節症（Disruptive Mood Dysregulation Disorder：DMDD）[1]という概念が登場したが，子どものうつ病とイライラ感およびかんしゃく発作との関連は今後さらなる検討が必要となるだろう。

　薬物療法はSSRIのセルトラリンを100mgまで漸増した。副作用も出現せず，奏効し，イライラ感，気力低下，抑うつ気分，不眠，食欲低下などのうつ症状は2カ月ほどでおおむね改善した。しかし，職場での不全感は変わらず，むしろ次第に強くなっていった。職場の上司の評価は良いのだが，A自身の不適応感は強かった。配置転換を希望したが，会社からは認めてもらえなかった。その後の治療は，今後の生き方の問題が中心であった。結局，治療開始1年6カ

月後，小規模な自動車整備会社に転職した。

転職後は給料は若干減ったが，仕事内容も対人関係も充実した生活となり，半年で抗うつ薬は減量・中止することができた。その後10年以上経過するが，Aはうつ病を再発することなく，同じ自動車整備会社で活躍している。

Ⅳ 考　察

1．箱庭療法の利点と要注意点

箱庭療法は，一般に，非言語的精神療法のなかでは子どもに最も人気がある方法である。その理由としては，以下があげられるだろう[8]。①おもちゃやフィギアを砂の上に置くだけなので，子どもにも手軽にできる。②作品に技術的な優劣の差が出にくい。③短時間でも完成できるし，長時間かけて大作を作ることもできる。④治療者は干渉せずに，かたわらで見守るため，自由で保護された空間が形成されやすい。⑤砂の感触は治療的な退行状態を促しやすい。

Aも当初は箱庭療法に大変興味を示し，毎週箱庭を作ることを楽しみにしていた。第1回目の入院生活の初期における治療スタッフのやや過保護的対応も相まって，この時期の箱庭療法は，強く退行促進的に働いたと考えることが可能である。多分に欲求充足的な対応により，Aは表面的には楽しそうに振る舞っていたが，それは結果的には内面の不安感，孤独感，攻撃性といった感情に直面することを避けさせ（それは場合によってはプラスの意味をもつこともあるが），否認する機制を強めたとみることも可能かもしれない。そのことが，思い通りにいかない状況での感情の爆発につながったと考えることができる。

次に外来治療においては，退院直後は一時的な開放感があったものの，次第に，何かしようと思っても何もできず，退屈で孤独な生活に直面せざるを得なかった。これまで否認していた不安感，孤独感，寂しさなどの感情が，堰を切ったようにわき上がってくることを抑えることはきわめて困難であったと考えられる。また，自分の中に潜む激しい攻撃性を目の当たりにして，それに強い恐怖を抱いたと考えることができる。

箱庭療法は，このような経過の急激な展開を促してしまったといえよう。箱庭療法の要注意点はここにあると思われる。例えば，第8回目の箱庭（図9）をAはわずか2～3分で仕上げているのであるが，このような攻撃的で不安緊張感にあふれる作品を一瞬のうちに作ることを可能にしてしまう方法は箱庭療法以外にはない。描画であればもっと時間を要する分だけ意識的な修正や抑制が働きうる。粘土造形では，そのような作品を作ること自体がなかなか容易なことではない。急激な展開がないだけ安全ともいえるわけである。

一方，箱庭療法に使われるアイテムは，一つひとつがすでに独自の意味をもっており，同時にさまざまなシンボルを投影しうるものである。例えば，怪獣はすでに攻撃的で闘争的な意味をもってしまっている。それを使用すると，患者の意図にかかわらず，多かれ少なかれ自らの内に潜む攻撃性が投影されることになる。さらに，ごく普通の街並みも，最後に置かれた怪獣によって，全体の意味が一変してしまい，投影された攻撃性が強く増幅されることになる。第10回目の箱庭（図10）の最後に置かれたサメなどはその例といえるだろう。最後の一手によって，一瞬のうちにすべての駒が白から黒に変わってしまうオセロのように，作者の意図を超えた展開が起こりうるところが箱庭療法の危険性と考えられるのである。

2．本症例におけるきっかけ法の意義

本症例において，きっかけ法が行われたのは，2回目の入院生活が順調に経過した後，Aが地元の小学校への登校を試みたが，周囲の無理解や誤解から疎外感，孤独感を募らせ，抑うつ的になっていた時期であった。おそらく，Aは今後のことを考えると，どうしてよいかわからず，絶望的にもなっていたであろう。病棟スタッフや院内学級の教師の支えはあったものの，地元の学校，PTA，児童，住民たちによる一連の対応は，少なからず人間不信を募らせたことは想像に難くない。

治療者は，多少でもAの孤独で絶望的な感情を受けとめ，支えられないか，このような閉塞的な状況をなんとか打破できないものかと考え，きっかけ法を提案してみた。治療者も創作の場に加わるという一体感，連帯感によって，い

くらかでもAの孤独や絶望を癒し，建設的で未来志向的な雰囲気を醸し出すことはできないかという期待もあった。

　きっかけ法を開始した後のAの変化を列挙し，その治療的意義を考察してみたい。

　（1）**治療関係が深化した**：きっかけ法を開始すると，回を追うごとに，それまで一定の距離をおいていた治療関係が深化してきた。治療者も創作の場に加わるということが，患者に一体感，連帯感を与えたと考えられる。また，治療者が"きっかけ"を描いて治療者自身を素材として提供することが，患者が安心して自分をさらけ出す契機となったと考えられる。

　（2）**言語表現が抱負になった**：Aは絵を描いている時にしきりに話しかけてくるようになり，むしろ言語表現も豊富になった。ただ依存的になるのではなく，治療者の描く"きっかけ"の形が悪いなどと注文をつけてきたり，「サッカーゲームをやろう」などの要求を出したりと，率直にものが言えるようになった。これは，きっかけ法の治療構造が，言語的精神療法の基本的態度と共通するところが大きいことと関連があると考えられた。すなわち，治療者が適切な支え（きっかけ）を提供することにより，患者の自己表現を最大限可能にするという支持的，受容的，共感的態度を基本としているのである。それゆえ，きっかけ法は全体の精神療法という大きな枠組みの中に有効に組み込まれることが可能であり，その中で最大限の効果を発揮するものといえるだろう。

　（3）**絵の内容が穏やかに変化した**：初めは単純な一つの物体を描いていたのが，徐々に，穏やかに，動きのあるものや，ある状況や，人間を伴った場面や，物語をもつ内容に変化していった。現在の状況をメタファーとして表現したり，物語に自分を投影して表現することで，きわめて穏やかな形で自己の内面を直視し，自己のさまざまな側面に気づいていったと考えられた。とくに，Aは箱庭において，その急激な展開ゆえに，予期せぬ不安感や攻撃性が引き出されてしまった。きっかけ法はAにとって，その展開の穏やかさ，変化の緩徐さがうまく合っていたのかもしれない。

　（4）**自己主張が増え，自立的な行動が目立つようになった**：先にも述べたように，きっかけ法は，治療者が適切な支え（きっかけ）を提供することによ

り，患者の自己表現を最大限可能にするという治療構造をもつ。箱庭療法と比べると，患者の一方的な表現に終わらず，治療者と患者が対等な関係に近づくと考えられる。このことが患者の言語活動をより活発にし，主体的な行動が増加することにつながったのではないだろうか。とかく指示されたり，受身的にならざるを得ない治療関係が，いくらかでも対等の関係に近づいたことは，患者が主体性を獲得する契機となったと考えられる。

（5）治療関係の質を知ることができる：治療者の描く"きっかけ"に対する患者の反応は，治療関係についてさまざまな情報を提供してくれる。打てば響くような感じなのか，なかなか反応が返ってこないのか，治療者の描線に対して患者の描く線は力強いのか，細く弱々しいのか，"きっかけ"を描きながら治療者自身に想起されるイメージと患者の描いた内容は関連があったのか，患者の描画を見て治療者にわき上がる感情はどのようなものか，患者の描画の内容や形式はどのように変化しているか，などによって現在の治療関係の質を知ることが可能となると考えられる。

3．非言語的治療の精神療法的意義

非言語的治療の精神療法的意義について以下に列挙してみたい[3,4,5,6,7,9,10]。

（1）**緊張感から解放される**：対人緊張が強く，言語のみでは自己表現が困難な症例にとって，非言語的アプローチは安心して自己を表現できる場となる。自分自身を非言語的媒体を通して間接的に表現することにより，対人的な不安を回避し，ゆとりをもつことが可能となる。

（2）**主体性を獲得する**：患者は非言語的アプローチ導入時に，断わる自由をもち，技法の選択，あるいは変更や中断に関しても志向性が尊重される。このことは治療への動機づけが不十分な児童思春期の患者の主体性の獲得に重要な意味をもつものと考えられる。

（3）**治療関係が深化する**：非言語的アプローチは患者と治療者の共同作業とみなすことができる。その一体感が患者に安心感を与え，飾りのない生身の自分をさらけだす契機となる。治療関係が急激に深化することも少なくない。しかしそれゆえ，非言語的アプローチはしばしば患者の退行を促すので，安易

で無制限な許容が行われることがないよう十分な注意が必要である。

（4）悪性の退行を防ぐ：一方，治療者－患者間にある媒体を導入することにより，治療者に直接向けられるはずの攻撃性や依存の感情がその媒体の中に表され，緩衝作用をもつ場合もある。激しい攻撃性などが遊びの中で発散されることもあるだろう。

（5）穏やかな「気づき」を可能にする：言語的な交流の中では直接指摘しにくいことが，非言語的交流の中ではそれほど相手を傷つけないで指摘できる場合がある。現実に直面化させにくいことが，非言語的交流の中では可能になることもある。非言語的アプローチの中では患者がさまざまな感情や葛藤を穏やかな形で気づくことができるのである。

（6）症状性からメッセージ性へ転換する：治療者が患者の表現した事柄を的確に捉え，さまざまな感情や葛藤を理解したことを適切な形で返していくことは，患者にとっては存在そのものをそのまま認められたという新鮮な体験となる。それは患者がそのような感情や葛藤に自ら気づくことにもつながる。患者は理解されたという感覚と自らの感情や葛藤に気づくことによって，不安は著しく薄らぎ，症状も軽快することがしばしば生じる。

（7）治療関係の質を知りうる：非言語的アプローチの中には治療者－患者関係の深化の程度，治療的距離，治療関係の様相などがさまざまに表現されると考えられる。言い換えれば，「関与しながらの観察」がなされやすいといえよう。治療者の自己洞察のためにも大いに役立ちうるといえよう。

（8）潜在する治癒可能性に気づく：態度，行動の一般的観察や言語的表現だけでは感知しえない患者の意外な側面——多くはネガティブな言動とは正反対の健康的な側面——を見出しうる。その時の新鮮な驚きは治療的展開をもたらすことが少なくない。

なお，本章は，「症例B：家庭内暴力男子への誘発線法（きっかけ法）の導入」と題して，『子どもの遊びと心の治療——精神療法における非言語的アプローチ』（金剛出版，1998）に掲載された稿を引用し，再編加筆したものである。

文　献

1) American Psychiatric Association（2013）Diagnostic and Statistical Manual of Mental Disorders, 5th Edition（DSM-5）．American Psychiatric Publishing.
2) 傳田健三(1987)相互性を加味した一描画法について—「きっかけ法」について．芸術療法, 18; 59-66.
3) 傳田健三（1994）非言語的アプローチの精神療法的意義に関する一考察—スクィグルを用いた症例の治療経過を通して．児童青年精神医学とその近接領域, 35; 487-500.
4) 傳田健三（1995）非言語的アプローチ．（青木省三, 清水將之編）青年期の精神医学．金剛出版.
5) 傳田健三（1998）子どもの遊びと心の治療—精神療法における非言語的アプローチ．金剛出版.
6) 傳田健三(2002)絵画療法．(山崎晃資, 牛島定信, 栗田　広, 他編)現代児童青年精神医学．永井書店.
7) 傳田健三（2014）子どものうつ　心の治療．新興医学出版社.
8) 河合隼雄（1969）箱庭療法入門．誠信書房.
9) 村瀬嘉代子（2009）子どもと大人の心の架け橋—心理療法の原則と過程（新訂増補）．金剛出版.
10) 小倉　清（1998）子どもの精神療法．（花田雅憲・山崎晃資編）臨床精神医学講座 11, 児童青年期精神障害．中山書店.

第10章

思春期患者に対する認知行動療法

北川信樹

I　はじめに

　認知行動療法（以下 Cognitive Behavioral Therapy：CBT）は，種々ある心理療法の歴史の中で比較的新しい治療である。その源となった行動療法は1950年代に発祥し，学習理論をはじめとする行動科学の基礎原理に基づいて，系統的脱感作法やエクスポージャー法，バイオフィードバック法や各種オペラント技法に代表されるさまざまな技法を開発してきた。特定の行動的問題に適用することを通して，これらの臨床効果は実験的に確かめられてきたが，その適用範囲は狭かった。しかし，1970年代後半から，考え方や信念といった「認知」が問題や症状の発生と維持に大きく関わっていることが注目されるようになり，認知的な要因を治療の中に取り入れ，個人の行動や認知に焦点を当てて働きかけることで，より大きな治療効果を得ようとする治療法が発展するようになった。うつ病に対する認知療法[1]や心理的不適応に対する論理情動療法[4]，さまざまな心理的ストレスの解消を狙ったストレス免疫訓練[9]などがその代表といえるが，これらが融合することにより，CBTとして結実することになった。

　いずれも，われわれの生活の中で経験する不適応的な気分や感情の問題，行動上の問題，思考・認知プロセスの問題をターゲットに，それらを合理的に解

決・改善し，適応的な習慣を身につけていこうとする治療法である。これまでの他の心理療法に比べ，技法が構造化されていて理解しやすく実証的研究になじみやすいことから，「根拠に基づく医療（EBM）」の流れに乗り，欧米を中心に効果のエビデンスがつぎつぎと報告されるようになった。また，情報処理過程をシンプルに捉える認知モデルは医学モデルとも相性がよいことから，臨床現場につぎつぎと取り入れられるようになった。

その対象疾患として，特にうつ病（軽症～中等症）や種々の不安障害（強迫性障害，パニック障害，外傷後ストレス障害など）で数多くの実証的効果と再発予防効果が報告されてきた。近年では，その他の疾患領域に適用を拡げ，児童思春期の心理的援助もしくは精神疾患発症の予防教育にまで用いられるなど，きわめて多岐に渡りつつある[12]。児童思春期の心理的問題に対して有効な介入法を検討した効果研究のレビューでは，CBTの有効性が数多くの疾患で結論されてきており，その関心は高まっているのは周知の通りである。これまでに抑うつ障害[6,15]をはじめ，強迫性障害[11]，社交不安障害，全般性不安障害，外傷後ストレス障害，各種恐怖症，不登校，摂食障害，自閉スペクトラム症，ADHD，攻撃的行動問題などさまざまな精神疾患や問題に対して効果的であることが示されつつある。各国の治療ガイドライン，例えば，英国におけるNICE（National Institute for Health and Clinical Excellence）でも，若者の中等度から重度のうつ病で最初に試みられるべき治療として個人CBTが，軽症では集団CBTが推奨されている[10]など，EBMの観点から広く認められた系統的心理療法として認識されるに至っている。

II　CBTの基本的発想と原則

CBTは構造化され理解しやすい治療ではあるが，その専門的能力を伸ばすには，まず他の心理療法と同様に基礎的な精神療法の技術（治療者の共感，関心，力量を示すという技量）は習得済であることが前提となる[2]。治療法に習熟するにはもちろん一定のトレーニングが必要である。その段階の基本は，①セッションの構造化と基本的技法および事例概念化の基本的なスキルを習得するこ

表1　認知行動療法の基本的発想

1. すべての話題と患者の抱える問題を，常に認知的視点から概念化（事例定式化）し，それに基づいて実施される。
2. 治療者と患者はチームを形成し，協同作業を通じて実証的見地から協働作業を行う（協働的経験主義）。
3. 心理教育を重視し，患者自身が自分で問題に対処できるようになることを目指す。またそれによって再発を予防する。
4. 日常生活で試してみる＆チェックする。
5. スモールステップでできるところから確実に行う。
6. 問題解決にあたって具体的目標を定め，その達成のために必要な技法を選択して活用する。

と，②概念化と諸技法を結びつけて選択，実行できるようになること，③患者理解のための仮説の設定と検証する能力の向上である。本章ではまず，こうした段階を学ぶ前に，最低限必要となるCBTの基本的発想と治療上の原則（表1）を概観しながら解説していくこととする。

1．CBTにおける問題の理解の仕方

　CBTでは，患者の抱える問題を常に，①外界の環境（対人関係や生活環境の手がかり，刺激となる出来事等），②行動（振る舞いや態度，行動），③認知（考え方や物事の捉え方，信念など），④感情や情緒，⑤身体反応，（もしくは，⑥動機づけ）という観点から構造化して理解しようとする。これを基本に，患者が自己理解を促進するとともに，非適応的な振る舞いや考えを合理的に修正するスキルや問題解決をし，そのことを通じてセルフコントロールできる力を体系的に学べるようにすることが狙いである[12]。

　CBTの基本モデルでは，出来事そのものが気分の落ち込みや不安を生じさせているのではなく，その出来事を個人がどのようなフィルターを通して捉え（認知），その時にどのように振る舞った（行動）のか，その結果としてどのような感情や生理的反応が生じ，それらが互いにどう影響し合っているのかという観点で捉える（図1）。CBTでは，すべての事象をこのような基本モデルに当てはめて問題を捉えていくのが特徴である。【**基本的発想1：す**

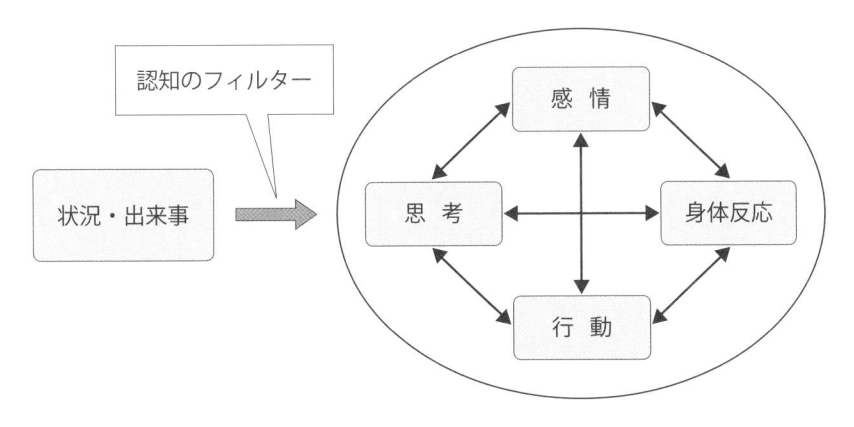

図1　CBTの基本モデル

べての話題と患者の抱える問題を，常に認知的視点から概念化（事例定式化）し，それに基づいて実施される。】この手続きを「認知的概念化（cognitive conceptualization）」という。これは，CBTの視点からなされる診断であり，患者の抱える問題を多層的，全体的に捉える作業といえる。これらは，しばしば図（認知的概念図）として提示され，患者との間で治療を通じて常に参照するいわば地図・海図のような役割を果たす。

　さらに，臨床で起こっているさまざまな問題では，こうしたミクロ単位の問題が，さらに次の問題を引き起こしたり，環境を刺激したり，そのフィードバックを受けたりと多層的な連鎖が生じていることが多い。したがって，個体と環境が互いに及ぼしている影響や効果がどうなっているのかという「機能」の側面からマクロ的に評価することも大切である。つまり，どのような状況や環境のもとで行動が生じ，その結果として個人が長期的・短期的にどのような結果を手に入れているのか，あるいは環境にどう影響を与えたのか，それでどのように問題が維持され悪循環が生じているのかを明らかにしていく必要がある（図2[13]）。この手続きは，行動療法における「機能分析（行動分析）」にあたる。出来事そのものが不適応を起こしているのではなく，出来事の理解の仕方，あるいはその後の行動が悪循環を引き起こしているという考え方である。そのような反応の生じやすい環境の要因や，それを維持させている強化子を明らかに

```
         ┌─────────────────────────┐
         │   問題や症状の維持要因   │
    ┌───▶│      注意の増大          │◀───┐
    │    │  耐性の減少・不安の増大 │    │
    │    │  コントロール可能性の減少・喪失│    │
    │    │   認知の受容・認知のスタイル │    │
    │    └─────────────────────────┘    │
```

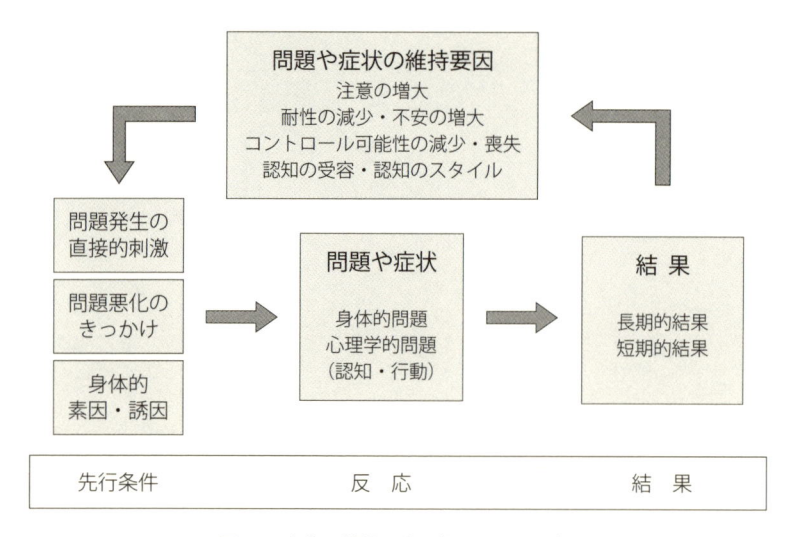

図2　症状の機能分析（坂野，2005）

（先行条件／反応／結果）

問題発生の直接的刺激／問題悪化のきっかけ／身体的素因・誘因　→　問題や症状（身体的問題・心理学的問題（認知・行動））　→　結果（長期的結果・短期的結果）

していくことが，その問題の修正に用いる技法や関わり方を決める基礎となる。

　このような分析の基本を CBT では ABC 分析と呼ぶことが多い。ただ，CBT の歴史が行動療法と認知療法という二つの源流をもとに融合発展してきた経緯から，その理論と重視する焦点は必ずしも統一しておらず，若干の相違がみられることに留意しなければならない[6]。認知療法における ABC 分析（認知的概念化）では，Activating event（認知を活性化する出来事，きっかけ）→［Belief（信念）］→ Consequence（結果；感情や行動，身体反応）を明らかにし，その中心として物事を捉える認知の誤りや偏りという「情報処理の問題」を重視している。つまり，認知を重視する。一方，行動療法の ABC 分析では Antecedent（先行刺激）→［Behavior（行動）］→ Consequence（結果）］の連鎖に注目するが，そのポイントは結果によって行動がどのように影響を受けるかという両者の随伴関係（行動随伴性）を重視することにある。つまり，行動や認知がもつ機能に着目しているといえる。

　いずれにしても，基本は刺激-反応（連鎖）の分析であり，対象となる問題を機能的（動的・循環的）に捉える技術であることは共通している。問題発生の直接的刺激は何か，問題悪化のきっかけが何か，身体的素因や誘因が何か等

を「先行条件」として捉える。続いて身体的・心理学的問題（認知や行動）などの「反応」がどうなっているのか，そのことが長期的または短期的にどのような「結果」をもたらしているのかを明らかにする。そして，その結果そのものが問題や症状の維持要因にどのように関わっているのかという「機能」を考えていくことになる。

例えば，このような分析に寄与する面接の一例を示す。過食行動という問題を抱えている例である。

【面接例】　T：セラピスト　C：クライアント
T：過食はどのくらいしてしまうの？
C：ほとんど毎日かな。
T：それは大変だね！　いつどんな風にしてしまうのかな？
C：学校から帰って……晩ご飯終わってから夜中が多いかな。
T：晩ご飯はどんな感じ？
C：あまり食べない。そうすると親がうるさく食べなさいって言う。その後，部屋で一人でいるとモヤモヤして。
T：モヤモヤしている時はどんなことを考えるの？
C：学校でむかつくことがあってそのこと考えたり，食べなくちゃならないのわかってるのにお母さんが食べなさいってうるさいなとか……。
T：ふーん。じゃあ学校で嫌なことがあった時やお母さんとのやり取りが関係しているのかなあ。やった時は，どんな気持ちになるの？
C：うーん。吐いてしまうとスッキリして気分が落ち着くけど，その後罪悪感で……。
T：なるほど，そうなんだ。結局は辛いんだね。でも，その時には自分の気持ちをスッキリさせるのに効果があるんだね。そうしないと，うまく気持ちをコントロールできないって感じなの？
C：そうなんです！
T：そして，その後はどうなるの？
C：そうしているうちに，止めどなくどんどん回数が増えてしまって……しないと気が済まない感じになってきた。

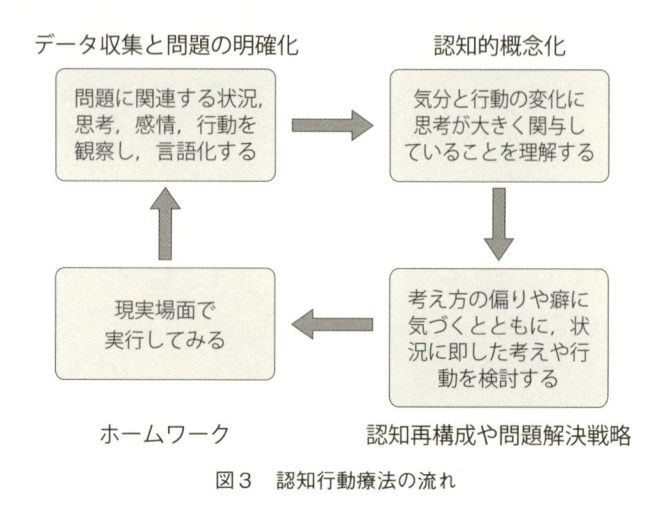

```
データ収集と問題の明確化              認知的概念化

   ┌─────────────┐           ┌─────────────┐
   │問題に関連する状況，│           │気分と行動の変化に│
   │思考，感情，行動を│  ──→      │思考が大きく関与し│
   │観察し，言語化する│           │ていることを理解する│
   └─────────────┘           └─────────────┘
         ↑                            │
         │                            ↓
   ┌─────────────┐           ┌─────────────┐
   │ 現実場面で   │           │考え方の偏りや癖に│
   │ 実行してみる │  ←──      │気づくとともに，│
   │             │           │状況に即した考えや│
   │             │           │行動を検討する│
   └─────────────┘           └─────────────┘

     ホームワーク              認知再構成や問題解決戦略
```

図3　認知行動療法の流れ

T：増えてしまってコントロールできない感じで辛いんだね？　○○さんはどうしていきたいと思うの？
C：わからない……けど，しないで済むようになりたい。

　ここでは先述したABC分析を簡易に行い，その機能を明らかにした上で動機づけに導入している。実際には，過食が生ずるさらに細かい状況，例えば場所や時間，食事量などを面接や記録などを媒介にした面接でさらに深めていくことになる。また，先行する認知や食行動に至るまでの詳しい行動プロセス，その後の行動，感情などをさらに明確に同定していく。
　こうした分析による問題理解に基づき，どの部分にどのように手を加えれば事態が改変するのかを考え（ケース・フォーミュレーション），仮説（治療計画）を立て，さまざまな技法や治療プログラムを適用し，その結果を検証し治療結果を評価するという流れがCBTの一連のプロセスである（図3）。例えば面接で過去の養育環境などを遡って探り，「十分な愛着形成をもてなかったことが，その後の慢性的な空虚感につながり，その空虚感を充填するために過食が現れている……」などと解釈していくような方向性もあるかもしれないが，そのように治療者が考えたところで問題はすぐに解決することはない。CBTでは，このように患者の心の奥底や原因を推測したり解釈したりするのでなく，

認知や行動とその機能に着目する。その理解に基づいて問題を直接変容しいくための技術が含まれているのである。過去にとらわれることなく,「今,ここで」の問題に焦点を当て,問題解決のための仮説を立て,現実生活の中で検証していく。この過程は人間がもつ"学習"による変化を期待して行われ,極めて問題解決指向的なものといえる。そこには,治療しやすいところから,できるところから,どこからでも誰からでもできるという自由さがあるともいえる。

2．CBTにおける治療関係のあり方

これまで述べてきたように,問題を認知行動モデルで整えて理解し,それに基づいて介入計画を立て,認知や行動に対する介入を実施していくのがCBTの基本である。しかし,その介入を行う前に重要なのは,他の精神療法と同様に関係作りである。この関係作りができていなければ,どんな優れた技法や介入も意味をなさなくなる。逆に言えば,関係作りがうまくできていればその介入や動機づけは容易になる。

CBTの治療関係のキーワードは「協働的経験主義(collaborative empiricism)」である。これまで述べてきたCBTの一連のプロセスを進めるため,治療者と患者がいわば一つのチームを作って協力しながら問題解決に取り組み,実証的見地からその結果を検証していくという協働作業を貫く。【基本的発想2：治療者と患者はチームを形成し,協同作業を通じて実証的見地から協働作業を行う（協働的経験主義）。】治療者は患者を単に支持したり受容したりするだけでなく,あるいは問題解決の方法を一方的に指示したり解釈したりするのではなく,常に積極的かつ慎重に患者と相互作用をもとうとする。いわゆる「向き合わない治療者-患者関係」を基本としている。そのためにまず行うべきことは,患者が抱えている感情を言い表すことで共感を表現する,患者の言ったことを違う言葉で言い換える,相手の話をまとめるなどといった心理面接の基本技術が必要であることは言うまでもない。これをしないまま,すぐに治療者側の問題の分析を伝え,こうしなさいと指示するのでは,まったく患者が治療に乗ってこないばかりか治療からの脱落を招くことになる。まず認知や行動そのものに着目し介入するのがCBTであると考えられがちだが,重

視すべきところは,まず感情を受け入れることである。問題にまつわる感情を受け入れて関係の素地を作った上で初めて介入が可能となる。そしてその介入の結果を感情がどうなったかという点で検証する。そうした意味でCBTは感情に始まり感情に終わると言ってよい。

この関係を出発点として,CBTの治療者は患者が自身で問題の特徴や解決方法を発見できるように援助し,行動や認知を修正していけるよう協働作業的に関わることを基本としている。一方で,支持したり共感したりするだけでは,なかなか問題解決のプロセスは進まないことが多い。そこで,CBTではそのプロセスを進めやすくするのに,特有の質問形式を用いて気づきを促進する。その質問形式が「ソクラテス式質問法」であり,パターン化されて気づかない考えなどに自ら気づいてもらうためにCBTで頻用される独特の質問法といえる。「その時どんな考えが頭に浮かびましたか」「その時どんなことをしましたか」「もう少し具体的に説明していただけますか」など,感情,認知,行動,身体症状,あるいは問題そのものがより明らかになるよう適度に制限された開かれた質問を用いる。さらに治療者は,「過去の同じ出来事とどう違うのでしょう」「いつもというと何％くらいですか」「そう考える根拠はどんなことでしょう」などと比較や数値化,根拠を尋ねる,さらに具体化するなどの質問方略を繰り出していく。そうすることで,患者が自らに自問し,非現実的な考えなどに自分で気づけるように援助する。治療者が答えを言うのではなく,常に患者自身に発見してもらうスタイルである。このことを「誘導的発見(guided discovery)」といい,CBTのすべてのプロセスで用いる必要がある大切な原理といえる。

3. 心理教育と日常への般化のあり方

このようにCBTでは,人が日常で用いる常識的な観点で治療が行われ,最終的には患者自身が自分でセルフコントロールできるようになることを目標としている。つまり,患者自身が自分の心の仕組みに気づき,人が生活していくために当たり前の技術を一定の方法を用いることで学習しやすくするためのものである。そのため,CBTでは必ず心理教育の要素が重視される。【基本的発

想3：心理教育を重視し，患者自身が自分で問題に対処できるようになることを目指す。またそれによって再発を予防する。】心理教育では，①病態についての心理教育，すなわち，患者の心や体に何が起こっているのかを協働的に明らかにしながら，「認知」と「気分」と「行動」の関係に気づいてもらうこと，②CBTについての心理教育，すなわち，CBTがどこをどう変えるのか，「認知」や「行動」を変えることで気分が変化することに気づいてもらうことを目指す。その際，ただ講義的にそれらを説明するのではなく，本人の体験に沿って具体的かつ双方向的に行うことが大切である。そのようにして，患者自身が自分で問題に対処できるようになることを目指し，再発予防につなげることが狙いとなる。

　また，CBTでは導入から終結に至る一連の流れを一定の形式で構造化して行うことを基本としている。CBT全体をスケジュール化する時には，対象疾患の病態あるいは重症度に合わせて構造化されることが多い。原則的には，①心理教育（患者の抱える問題と維持のされ方，解決の方法を包括的に理解する；認知的概念化），②行動的介入（行動変容によって認知を変化させる，対処法のスキルを学ぶ），③認知的介入（認知に直接働きかけて修正，セルフ・エフィカシー［自己効力感］を向上させる），④再発予防（振り返りや先々に向けた予測，セルフコントロール能力の向上）の要素を含むことになる。そして，毎回のセッションでも，①導入（症状チェック，前回の復習と橋渡し，ホームワークの確認など），②話題（アジェンダ）の設定，③話題についての検討（自己観察結果の検討，思考の同定や修正，面接目標・行動目標のさらなる具体化），④まとめ（セッションのまとめとフィードバック，ホームワークの設定，次回の予告など）を一定の時間内に配分して行う。

　この中で，治療場面外で行われるホームワークは，CBTにおいて特に不可欠かつ特徴的な要素である。治療場面で学んだスキルを自分のものとして定着し汎化させるためには，日常生活での実践が欠かせない。もしホームワークでの実践が欠けた場合，その治療効果は半減するであろう。【基本的発想4：日常生活で試してみる＆チェックする。】面接場面で話し合って得られたものはあくまで仮説として位置づけられる。仮説を検証するために日常生活場面に持

ち帰って行動（実験）してみることが必要である。面接の中で気づいたことや作られたアイディアや仮説は，それが確かめやすくなるよう必要な環境を整えた上で，ホームワークの形で生活の中で試してみて，その結果を一緒にチェックし検証する。そして，うまく行かなかった場合には軌道修正して，また実践することを繰り返す。これがCBTの基本過程である。このホームワークは，患者と協力して同意の下で設定するのが基本であるが，思春期患者の場合，動機づけや理解が伴っていなければやってこないということもしばしばあり得ることである。したがって，治療者の側からも，それを行うことにどのように意味があるのか，その根拠をきちんと説明し動機づけを高める必要がある。そして，患者がホームワークを行ってきたら，それをきちんと丁寧に取り上げることが大切である。結果がうまくいったから褒めるのではなく，新たな行動を実践してきたり，アイディアを出してきたことそのものに正の強化を行う。

しかしながら，新たな行動を試してもらう時に，失敗ばかりを繰り返していたのでは自己効力感は生まれず，よい循環は遠のいてしまいがちである。そのため，ホームワークを行いやすいような環境作りや課題設定の工夫も重要である。その時に「スモールステップの原理」が役に立つことが多い。目標とするある行動に向けて，行動を段階的に細かく課題設定していくのがスモールステップである。【基本的発想5：スモールステップでできるところから確実に行う。】

例えば，日常活動記録表を書くという作業一つ取っても，寝起きの時間をチェックすること，やったことを留めておくこと，紙に書くこと，1日を振り返られるまとまった時間を確保することなど，複数の下位行動から成り立っている。あらかじめ下位行動が身についていると実践しやすい場合があるため，習慣をよく訊ねた上でホームワークを考えていくことが必要である。もし，そうした習慣がない場合には，その習慣を形成していくところから始める必要がある。また，例えば不安の対象を回避せず徐々に曝露して不安を克服していくようなエクスポージャーはよく使われる技法の一つだが，その場合などはスモールステップのよい例である。例えば不登校が問題であれば，学校に行くとどうなるのか語ってもらうだけでエクスポージャーとして作用するであろう。

表2 CBTの技法

認知的技法	行動的技法
認知に直接働きかけて，歪んだ認知の修正を目指す	行動の変化を介して，歪んだ認知の修正を目指す
・認知再構成 ・スキーマの同定・修正 ・認知的リハーサル ・自己教示法 ・思考停止法 ・損得の勘案 ・証拠探し	・行動の記録と計画 ・達成・満足技法 ・段階的課題設定法 ・問題解決技法 ・ブレインストーミング ・リラクセーション・呼吸法 ・主張訓練 ・ロールプレイ ・生活スキル訓練 ・エクスポージャー

続いて恣意的にその場面を想像してもらいその感情に慣れる，学校の写真を眺めてもらう，近くまで行って学校を外から眺める，敷地内に足を踏み入れる，目立たないところから校舎に入ってもらう，別室登校する（それも夕方から行う），誰もいない教室で過ごす，同年代が集まる場所に行って慣れる，別室に友人に来てもらう，行事を手伝う等々，そのステップはかなり細分化できるはずである。また，その行動を阻害するような要因をあらかじめ検討し，対策を考えてシミュレーションを行っておくようなことも確実な実行に役に立つ。

4．技法の適用にあたって

認知的概念化を行い，問題を査定した後，その問題解決や治療介入に必要な技法は，その目標と対象，状況によって適宜選択して使用されることとなる（表2）。CBTは，効果の確認されている行動的技法と認知的技法を効果的に組み合わせることで問題の改善を図ろうとする治療アプローチの総称である。実際に用いられているプログラムには，行動的技法のみを用いているものもあれば行動的技法と認知的技法の両方を用いているものもある。技法の選択は，ターゲットとする問題や対象とする疾患によってさまざまな組み合わせとなりうる。例えば，抑うつ症状に対し，認知の幅を拡げ修正することで適応的な行動

や感情を導き出すことに重きを置くのであれば，認知再構成をはじめとした認知的な技法を中心に用いる。あるいは，不安症状や強迫症状，発達障害などで生じる行動上の問題が中心の場合，悪循環になっている部分の先行条件をコントロールしたり，必要な行動を形成したり，不適応的な行動を減らすために行動的技法を用いることが多い。思春期の場合には，この選択に発達的要因も加味されてくることになろう。認知面への働きかけを行うには，思考を対象化して言語化できる認知的発達度が必要になる。したがって，発達レベルが低いほど，行動への働きかけを優先する方がよい場合があるなど発達に応じた技法の適用配分も考えていく必要がある。

　このように，CBTという一つの理論や技法が存在するというよりは，一つの治療体系と理解するのが妥当である。さまざまな技法が一つのパッケージとしてまとめられており，具体的な目標や問題に合わせて，その達成に必要な技法を選択して活用することを基本としている。【基本的原則6：問題解決にあたって具体的目標を定め，その達成のために必要な技法を選択して活用する。】目標を明確化していくコツとして，①具体的であること，②測定可能であること，③期間内に達成できること，④本来の目的と関連していること，⑤期限が設定されていることが，重要である。具体的に半年後，1年後にどうなっていたらよいだろうか，そのために何からしていったらよいかということを協働作業的に話し合い，動機を引き出していく必要があるだろう。

Ⅲ　思春期に適応する際の工夫と問題点

1．青年期の特性に関連する諸問題

　青年期症例においては，成人例と同一に論ずることのできない多くの問題が存在している。なかでも，大きな問題の第1としてあげられるのは，治療希求性または疾病認識の乏しさである。成人例では，自らの症状を認識し治療契約を比較的平易に結ぶことができるが，子どもの場合には，自傷やひきこもり，攻撃的言動など明らかな行動面での問題があっても治療を求めない

傾向が強い[10]。また，彼らの思春期心性に関連して，経過中はとかく治療関係が不安定になりやすい。治療にいかに導入し安定した関係を維持するのかということは大変重要である。第2に，精神症状を自ら訴えることは少なく，多彩な身体化症状（倦怠感，頭痛，腹痛，食欲不振など）や行動の問題（不登校など）が前景に出やすいこと，あるいは他の障害（強迫性障害などの不安障害，摂食障害など）を併せもっていることが少なくないという特徴がある[3]。これらの点が周囲に疾病を認識させづらくする一因ともなっている。そのため，本人のみならず周囲の関係者の疾患認識を高め，適切な行動を促していくための技術が必要になる。第3には，心理的発達の問題が常につきまとうことである。これは，それぞれの発達レベルに合わせた治療を考慮しなければならないことにつながる[16]。そして，この問題は環境因子の影響とも大きく関連してくる。例えば学校に行けないなどの社会機能の障害がさらに二次的な悩みを生んだり，正常な心理発達の機会を奪うなどの問題に直結しやすい。常に発達段階を個別に考慮しつつ，治療的にどのような周囲のサポートを得たらよいのか，発達に有利な治療環境をどう整えるのかなど，環境のコントロールは大切な課題である。その意味で，周囲との協働をいかなる方法で行うのかということは技法以前に大切な問題となる。

2. 児童思春期患者におけるCBTの有用性

上述した諸特徴を考慮に入れると，CBTは有利に働く点が多いと考えられる。まず，CBTには疾患および治療法に関する心理教育の要素が必ず含まれている。通常の治療でも部分的には行われることだが，CBTの場合には治療導入時から経過中の随所で，症状の成り立ちを概念化という方法によって患者とともに把握していく作業を行い，必ず心理教育を施していく。環境刺激から認知，感情，行動（対処）に至るまで丁寧に詳しく聞き取り，悪循環を知り介入のポイントを絞っていく作業を行うことで，患者および治療者双方が複雑化している症状の構造を理解することができ，治療対象が双方に明確に把握され焦点化されやすくなる。そして，さらに重要な点は，これらを決して治療者が一方的に推測したり解釈したりするのではなく，双方が協働的にデータを出し

合い検証しながら発見していくという治療関係のスタイルであろう。指示されたり受け身的な立場に置かれざるを得なかった子どもにとって、こうした「協働的経験主義」は、治療へのアドヒアランスを高めるのに役立つ。治療者が教えるのではなく本人が発見していくというスタイルは間違いなく自己効力感、自己コントロール感を育みやすいと考えられる。

　また、治療セッションごとあるいは治療経過全体が構造化されていることや、思考記録表や日常活動記録表などを媒介として面接が行われること自体、ほどよい安定した治療者−患者関係の構築に有利と考えられる[5]。そして、特に目に見える行動障害に対する具体的な対処を考えていく上で、CBTの行動的技法は役に立つ。思春期患者の場合で問題になりやすいのは、問題解決スキルの未学習そのものであったり、ネガティブな経験による学習で回避行動が強化されていることが多いことである。さらに、青年期患者は短期間で問題解決することを望みがちで、すぐに解決できる問題に取り組むことに興味を示しやすい。そのため、青年期のCBTでは複雑で抽象的な認知的介入を行うことは少なく、スキル学習または問題解決のための介入が中心になりやすいといえるだろう。加えて、子どもは大人に比べて学習能力が高い。経験的には、ひとたび治療が軌道に乗れば積極的に取り組み、予想以上の効果を上げることも稀ではない。本来、よりよい具体的なコーピングスキルを学習していくスタイルをもつ本法は、その点でも役立つと考えられる。

3. 青年期患者へ適応する際の問題点

　青年期の心理・社会的治療にあたっては、その発達レベルを抜きにして考えられないのは当然である。CBTに取り組むには、認知、記憶、言語スキルがまず基礎的なレベルに達していることが前提となるだろう。現在のところ、青年期患者に対するCBTは成人のそれを援用したに過ぎない。経験的には、高校生程度で知的、発達レベルに問題がなければまず問題ない印象があるが、それ以下の中学生となってくると、言語スキルや認知能力の限界から、例えば認知再構成などをそのまま行うことには若干の無理がある印象である。そのため、図や絵など視覚的情報を多用したり、キャラクターなどのメタファーに置き換

える，あるいは辛い気持ちの原因になっている認知を選択させるなど，さまざまな工夫[14]を施す必要があろう．今後はどのような技法が，またはどういった工夫が，どの発達レベルで有効なのかを細かく検証していく作業が必要となると考えられる．

さらに，臨床的改善がCBTによるいかなる部分の改善と呼応するのか，つまり，実際の認知病理の修正なのか代償技能を獲得することが重要なのか等々，CBTの奏効機序については未だ研究が不足している．臨床的な印象でしかないが，改善例の場合では必ずしも認知の修正がなされていなくても，自己コントロール感や自己効力感の増大が大きな役割を果たしているように感ずることが多い．こうした点に配慮して，正の強化を普通以上に多くするなど治療に巧く乗せていくための技術は必須であろう．

4．日常臨床でCBTをどのように用いるか

米国において12～17歳の大うつ病患者439名を対象に行われた多施設大規模研究（The Treatment for Adolescents with Depression Study：TADS）によると，無作為に割りつけられた12週間の治療プログラム4群（①フルオキセチン（SSRI）（10-40mg）群，②CBT単独群，③CBTおよびフルオキセチンの併用群，④プラセボ）のうち，薬物療法とCBTの併用群が他の群より有意に優れていたという[8]．また，自殺念慮および自傷関連行動に関して，特に併用群は他群に比べて有意に抑制され，CBT単独群には精神症状関連の有害事象が明らかに少なかった．わが国の実情に照らしても，薬物不耐性かごく軽症の場合を除き，より重症例の場合や急性期には薬物療法を併用するのが現実的と考えられる．しかし，両者あるいは複数の技法をどのような順序やタイミングで行うのが効果的なのかについてまだ一定の見解はない．そこには，当然のことながら疾患経過や副作用，対象とする疾患，併存疾患，親の問題など考慮すべき複雑な問題が絡み合う．CBTの技術をもたない治療者にとっては，心理士など別の専門家に依頼しての併診も考えられるが，治療者が複数になれば，それぞれの関係はなお複雑に影響してしまう可能性も否定できない．また，わが国の診療事情では時間的な制約もあり，最初から本格的なCBTを行うこ

ともままならない現実もある。

　こうした諸問題を考慮に入れると，薬物の反応性をみながら，関係作りと治療の動機づけを重視しつつ，ソクラテス式問答を用いて心理教育を協働作業的に行い，本人のできる範囲で日常活動記録や思考記録表などのツールを導入し，それらを媒介にした面接を弾力的かつ緩やかに行っていくことは決して不可能ではないだろう。ただし，青年期患者は，問題の原因を自己の外部に帰属させやすい傾向があり，自らが変化することの動機を維持するのが難しい場合もある。CBTを行うには，まず患者が自ら自分の望む目標や変化を定めることを援助していく必要がある。本人が何かをしようという動機を引き出し，それに正の強化を与えていくプロセスに時間を割くのも重要である。薬物療法中心の場合，とかく治療関係は受け身的にならざるを得ないが，CBTでは自らが治療に参加することで認知的・行動的変化を得ていく。治療者としてはその変化を後づけして確かなものにしていくことが必要である。考え方や行動を「変える」のではなく，自然に「変わる」ための仕掛けを行うのが治療者の重要な役割といえる。

　一方，例えばうつ病などで医学モデルに沿った心理教育を行うことは，本人や家族のスティグマを軽減し薬物療法へのアドヒアランスを高めることに役立つが，CBTの原理はそれと相反する心理学的モデルに依っている。心理学的モデルに理解が偏りすぎれば，ひとたび医学モデルで外在化した問題を再び本人に内在化させる方向性をもつ。かえって当事者の無力感を増すことにもつながりかねない危険性を孕んでいるともいえることに留意したい。CBTでは認知・行動・感情の関連に気づき，自分を取り巻く問題をいったん言葉にして整理することが大切なのであり，無理に楽観的な考えに修正しようとしたり，闇雲に行動させようとしたりすることが目標ではない。あくまで自分で気づいてもらうための案内が中核であり，決して指示するのではなく，寄り添いながら質問したり整理したり提案するのが役割であることを忘れてはならない。

5. 親との協働について

　青年期患者は家族や友人，学校などの環境からさまざまな影響を受けやすい

ことは周知の通りである。特に親の協力を得ることはCBTでも役に立つ。面接で学んだスキルやホームワークを生活場面で実践するのを手助けしてもらい，フィードバックを与えてもらえれば理想的である。しかしながら，実際には親の目標や問題意識と子どものそれとが異なっていたり，望む改善度がずれていたりということは往々にして起こりやすい。そのために，双方の目標や希望を等分に訊きつつ，三者間で合意を得ておくための面接プロセスは欠かせない。さらに，CBTを行う前の前提として家族システム全体に問題がないかどうかも注意深くアセスメントしておく必要がある。複雑な家族力動が背景にある場合や，親の養育そのものに問題がある場合，単に子どもに対して個人CBTのみを行うことは必ずしも適切とは言えないのは当然である。

Ⅳ　まとめ

　CBTの基本的発想と原則について解説し，青年期に適応する際の問題点について概観した。青年期臨床においては，まず治療者自身が自分のもっている機能や考え方について認識した上で，問題の全体を俯瞰しながらどのようなタイミングで誰にどういう風に働きかけていくかということを考えることが治療の前提である。CBTではとかく技法が注目されがちだが，決してそれだけが一人歩きすることがあってはならないのは当然のことである。これまで述べてきたように，CBTではあくまでも感情を重視した共感的な治療関係を礎としている。本人の感情的苦痛が和らぐことが目標なのであって，認知や行動の変容のみが目的ではない。CBTにおいて重要な治療姿勢は，患者の一つひとつのエピソードに具体的で細やかな関心をもち続けられるかどうか，患者と同じ目線で心の動きをリアルに思い浮かべられるかどうかであろう。その点が担保されている限り，CBTは子どもにとっても理解しやすく具体的な方法の示唆に富んでおり，おそらくもち合わせていても損はない手立ての一つなのではないかと考えられる。今後は，さらに効果的な手立てとなり得るよう，発達レベルに応じた技法の検証と洗練が必要となると思われる。また，本治療のトレーニングの場を拡充していくことが望まれる。

文 献

1) Beck, A.T., Rush, A.J., Shaw, B.F., et al. (1979) Cognitive Therapy for Depression. Guilford Press.（坂野雄二監訳（2007）うつ病の認知療法〈新版〉．岩崎学術出版社）
2) Beck, J.S. (1995) Cognitive Therapy: Basics and Beyond. Gulford Press.（伊藤絵美，神村栄一，藤澤大介訳（2004）認知療法実践ガイド 基礎から応用まで．星和書店）
3) 傳田健三，佐々木幸哉，朝倉 聡，他（2001）児童・青年期の気分障害に関する臨床的研究．児童青年精神医学とその近接領域，42; 277-30.
4) Ellis, A. (1962) Reason and Emotion in Psychotherapy. Lile Stuart.
5) 北川信樹（2003）ひきこもりと自殺企図を反復した回避性人格障害患者に対する認知行動療法．こころの臨床アラカルト 認知療法ケースブック，22増刊号(2); 99-108.
6) 北川信樹（2008）児童・青年期のうつ病性障害に対する精神療法―主に認知行動療法について．児童青年精神医学とその近接領域，49; 126-137.
7) 熊野宏昭（2012）新世代の認知行動療法．日本評論社．
8) March, J.S., Silvia, S., Petrycki, S., et al. (2004) Fluoxetine, cognitive-behavioral therapy, and their combination for adolescents with depression: Treatment for Adolescents with Depression Study (TADS) randomized controlled trial. JAMA, 292; 807-820.
9) Meichenbaum, D. (1985) Stress inocuton training. Pergamon.（根建金男監訳（1989）ストレス免疫訓練―認知行動療法の手引き．岩崎学術出版社）
10) National Collaborating Centre for Mental Health (2005) Depression in children and young people: Identification and management in primary, community and secondary care. London: National Institute of Clinical Excellence, (National Clinical Practice Guideline 28) www.nice.org.uk/
11) National Institute for Health and Clinical Excellence (2006) Obsessive compulsive disorder: Core interventions in the treatment of obsessive compulsive disorder and body dysmorphic disorder. British Psychological Society and Royal College of Psychiatrists.
12) 坂野雄二（2011）認知行動療法の基礎．金剛出版．
13) 坂野雄二（2005）認知行動療法の基本的発想を学ぶ．こころの科学，121; 26-30.
14) Stallard, P. (2002) Think Good-Feel Good: A Cognitive Behavioral Therapy Workbook for Children and Young People. Wiley & Sons.（下山晴彦監訳（2006）子どもと若者のための認知行動療法ワークブック―上手に考え，気分はスッキリ．金剛出版）
15) Watanabe, N., Hunot, V., Omori, I.M., et al. (2007) Psychotherapy for depression among children and adolescents: A systematic review. Acta Psychiatrica Scandinavica, 117; 84-95.
16) Weisz, J.R., Hawley, K.M. (2002) Developmental factors in the treatment of adolescents. Journal of Consulting and Clinical Psychology, 70; 21-43.

第11章

子どもに対する薬物療法

齋藤卓弥

I　はじめに

　現在，日本では児童思春期の精神疾患の治療において適応のある薬物は3剤に過ぎず，海外と比較して適応を取得した薬剤が極めて少ないのが現状である。臨床場面では，子どもの精神科領域の薬物療法に関しては賛否両論があり，子どもへの向精神薬の使用は，極めて慎重な判断が求められる。また，日本においてプラセボを用いたランダム化比較試験（randomized controlled trial：RCT）も行いその有効性が示されている薬物は2剤に過ぎず，エビデンスが少ないことが臨床場面で大きな問題となっている。

　一方で，子どもの領域で薬物療法のエビデンスを求めようとする試みは海外では歴史的には古く，1937年に Charles Bradly が American Journal of Psychiatry に児童の臨床試験の結果を発表したことに遡る[4]。同号には，Molitch らによる児童精神科領域での最初のプラセボ・コントロール試験の結果が発表され，客観的な評価尺度を用いた薬物評価が行われた[38]。以来80年，社会的な批判や疾患モデルの変化に翻弄されながらも，児童精神科治療における薬物の役割は年々重要なものとなってきている。児童思春期の精神疾患への関心が高まるにつれて，子どもへの向精神薬の処方は著しい増加を見せている。一方，本邦では子どもに対して向精神薬の使用が増えるにもかかわ

らず[41]，十分な研究や臨床試験が行われていないことは大きな問題である。子どもにおいて向精神薬の処方を行う際には，可能な限り子どもの臨床試験のエビデンスに基づき薬物選択を行う必要がある。また，さまざまなエビデンスの中から目の前の患者に必要なエビデンスを抽出する能力を習得することが必要である。

II 子どもの薬物療法における留意点

　向精神薬は，行動や情緒の問題を持つ子どもへの治療の上で重要な役割を担うが，安易な薬物療法は避けるべきである。また，向精神薬を，子どもの問題への最終的な解決手段とするものではなく，薬物の効果と危険性を十分考えて適切な選択を行うことが必要である（表1）。子どもへの薬物療法を考える際に，もっとも重要なことは，発達の影響を考慮することである。発達は，子どもが薬物を摂取した際の薬物動態に影響を与え，また発達中の中枢神経系は薬物に対して成人とは異なった反応をする。子どもは，脳が発達過程にあり，疾患の病理，薬物動態が成人と比較して異なったものであり，成人の臨床試験の結果は，子どもに対する薬物の有効性や危険性を判断する情報を必ずしも提供していない。子どもと成人とでは向精神薬への薬物動態が大きく異なることが報告されている（表2）[32]。子どもは，しばしば成人よりも薬物の代謝が速く排出も早く，薬物の半減期が短くなる傾向にある。子どもは，相対的に体に対して肝臓が大きく，また腎臓での濾過が効率的に行われているためである。したがって，治療に有効な血中濃度に到達するためには体重当たりの処方量は子どもで多くする必要がある。一方で，子どもの脳は発達途中であり，向精神薬の中枢神経系に与える効果も異なると考えられている。例えば，成人では有効な三環系抗うつ薬は子どもでは有効ではないことが報告されている。子どもの脳のノルアドレナリン系は未発達であり，ノルアドレナリン系の抗うつ薬の反応性が低いと考えられている。

　次に，正確な診断と治療目的となる症状を明確にした上で，どのような向精神薬を使用するかを判断する必要がある。しかし，子どもの精神疾患の診断は，

表1　子どもの薬物療法の留意点

1. 身体および脳の発達へ配慮する
2. 向精神薬は，行動や情緒の問題を持つ子どもの治療の重要な役割を担うが，適切な心理療法や環境調整が重要
3. 正確な診断と治療目標を明確にした上での向精神薬を考慮する必要性がある
4. 治療の開始前の客観的な評価と評価尺度を用いながら，客観的に薬物の効果の評価と副作用の評価を行う
5. 向精神薬は，安全性とリスクのバランスを考える必要性がある
6. 多剤併用を回避する

表2　子どもの薬物動態の特徴

薬物動態	小児の特徴	注意点
吸収	速い	最高血中濃度が中毒域に達することがある。血中濃度の変動を小さくするために分割投与が必要
代謝	速い	成人よりも体重比で高用量が必要
排泄	腎クリアランスは個体差が大きいが，成人よりやや速い	炭酸リチウムは成人よりも体重比で高用量が必要
分布	脂肪／筋肉比が小さいため分布容積が小さい	過量服薬時に脂肪への貯留する防御メカニズムが働きにくい
蛋白結合比	小さい	生物学的活性をもつ分画が高い
その他特徴		
説明と同意	子どもはプラセボ効果が大きく，重篤な有害事象が生じやすい	
行動毒性	子どもは薬物による鎮静，無気力，引きこもりなどの行動毒性を訴えない	
認知への障害	薬物による認知障害が学校での活動能力を低下させ，長期的な有害作用を生じる	
逆説的反応	フェノバルビタールやベンゾジアゼピンなどの鎮静系薬物で，逆説的興奮や脱抑制を生じやすい	
血圧低下	子どもは血圧低下に認容性が高い	
抗コリン性副作用	抗コリン性副作用に認容性が高く，口渇による虫歯や，喘息をもつ子どもは気道分泌低下が問題となる。抗コリン性離脱症状が生じやすい	

DSM-5をはじめとした操作的診断基準では妥当性が十分でなく，しばしば一人の患者に対して複数の診断が与えられることがあり，同一診断であっても薬物への反応が異なることがある。そのような限界があることを念頭におき，子どもの治療に際しては，開始前の評価と評価尺度を用いながら客観的に薬物の効果の評価と副作用評価を行なうことが望ましい。薬物療法を行う際に，目標

となる症状や状態への的確な効果評価と安全性の評価を行う必要がある。近年徐々に海外での児童期の薬物療法のエビデンスが蓄積されてきており，積極的にエビデンスに基づいた薬物療法を行っていく必要がある。成人と脳の発達段階にある子どもとでは薬物への反応や有害事象の出現の仕方も異なり，年齢に合わせた薬物の選択や用量選択を行っていく必要がある。そのためにも薬物療法のエビデンスをどのように評価するかについての理解が不可欠である。また，治療の目標を単に症状の改善におかず，症状の寛解，機能の改善・QOL の向上において治療を行っていく必要がある。また，薬物療法のみならず適切な心理療法や環境調整を併行して行う必要がある。さらに，子どもでは併存疾患が合併することも多いことから，多剤併用が行われやすい環境にあるが，極力多剤併用を回避する必要がある。本章で紹介される薬物の多くが適応外処方であり，処方の際には倫理的な面からも，患者並びに保護者にきちんとした説明を行った上で処方することが不可欠である。

III　エビデンスに基づいた子どもの薬物療法

　子どもの薬物療法において，10年前まではプラセボを用いた RCT が少なくエビデンスに基づく薬物選択が困難であった。最近は海外でプラセボを用いた RCT による子どもの臨床試験が増加してきており，エビデンスに基づいた子どもの薬物療法が可能となってきている。しかしながら，エビデンスを積極的に日常臨床に取り入れていくためには最新の論文を臨床に生かしていくためのトレーニングが必要である。必ずしも論文は，日常臨床にどのような効果があるのかをわかりやすく書いているものばかりではない。エビデンスに基づいた薬物療法を行うためには，論文に書かれているエビデンスを充分に理解することが非常に重要であり[15]，論文の中から拾い上げていく必要がある。
　最近，薬物治療の効果や副作用の頻度を数値化するために複数の指標が使われるようになっている。その中でも薬物の有効性や副作用によるリスクの評価の指標として，治療効果発現必要症例数（numbers needed to treat［NNT］：ひとつの薬物が何人に1人有効かを示す数値）や副作用発現必要症例数

$$\mathrm{NNT} = \frac{100}{薬への反応率-プラセボへの反応率} = \frac{100}{50-25} = 4$$

	反応率	反応者
薬物	50％	2／4（人）
プラセボ	25％	1／4（人）

図1　NNTの計算法

(numbers needed to harm［NNH］：何人に1人副作用が生じるかを示す数値）を用いることが最近注目されている。NNTは2種の治療「A」と「B」による設定されたエンドポイントの発生の確率に基づいて計算される。プラセボを用いたRCTでは，「A」は薬剤治療，「B」はプラセボである。またNNTを述べる際には，エンドポイントが定義され明示される必要がある。もしpA（Aの治療時のエンドポイント発生率）とpB（Bの治療時のエンドポイント発生率）がわかっていれば，NNTは100／(pA−pB)で求めることができる。例えば，簡単な例を示すと（図1）薬物投与群の反応者が4人中2人，プラセボの反応者が4人中1人であれば，pAは，50％，pBは25％であり100／(pA−pB)は，100／50−25＝4となる。薬物による治療で，4人治療すると1人が薬物による効果を示すことがわかる。NNHも同様に計算することができる。さらにRCTの対象患者数がわかると95％の信頼区間も容易に計算することができNNTあるいはNNHの信頼性も評価することができる。

Ⅳ　注意欠如・多動症（Attention-Deficit Hyperactivity Disorder：ADHD）の薬物治療

日本でのADHDの薬物治療は，精神刺激薬 methylphenidate OROS（MPH-OROS）に加えて非中枢刺激薬 atomoxetine（ATX）が承認されたことで大きく変わった。最近の日本での薬物治療アルゴリズムではMPH-OROSあるいはATXを第一選択として用いることを推奨している（図2）[50]。ここで，先に述べたNNTとNNHをMPH-OROSの効果と有害事象についてのPelhamらの論文のデータをもとに計算してみる[47]。Pelhamらのデータでは，効果の

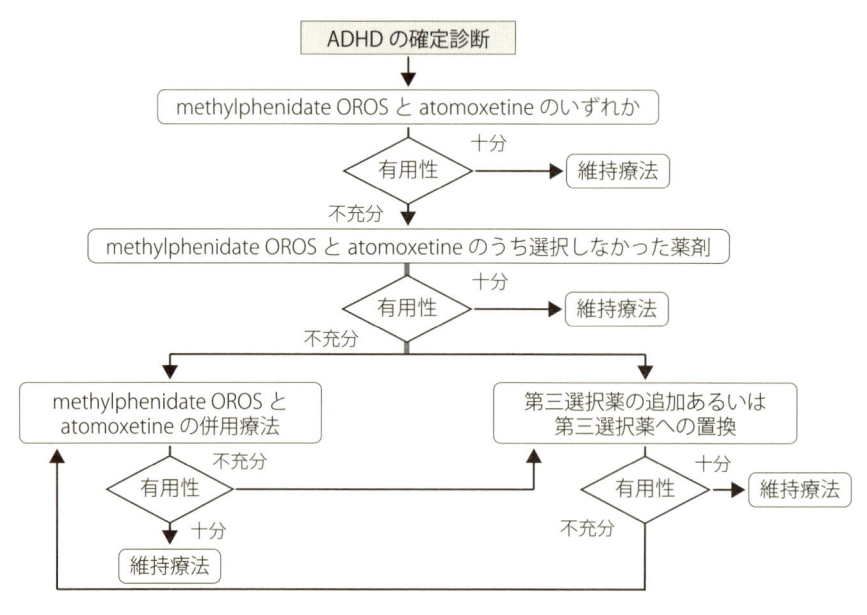

図2 atomoxetine 承認後の ADHD 薬物療法アルゴリズム（案）

判定として教師と親の全般的な効果の評価を指標として用いている．教師から見た薬物群の反応率は67.2％，プラセボ群での反応率は16.2％，親から見た薬物群の反応率は66.2％，プラセボ群での反応率は4.4％であった．教師による評価でのNNTは，100/67.2 − 16.2で，1.96，親による評価のNNTは，100/66.2 − 4.4 ＝ 1.62であった．一方で，有害事象としての食欲不振は，薬物群では，18％，プラセボ群では4％であり，食欲不振に関するNNHは，100/18 − 4 ＝ 7.1であった．不眠は，薬物群で16％，プラセボ群で10％であり，不眠に関するNNHは100/16 − 10 ＝ 16.7であった．NNTが低く，NNHが高い薬物は一般に効果が高く，安全性が高いと考えられており，上記のようにNNTとNNHを算出することにより薬物の効果と安全性を比較的容易に算出することができる（図3）。Newcornらは，6〜16歳のADHD患者496名を，無作為にMPH-OROS錠群200名，ATX群222名，プラセボ群74名の3群間に振り分けて，効果についてADHD Rating Scale-IV（ADHD-RS）を用いて比較した[40]。それぞれの反応率は，56％，46％，24％でMPH-OROS群，

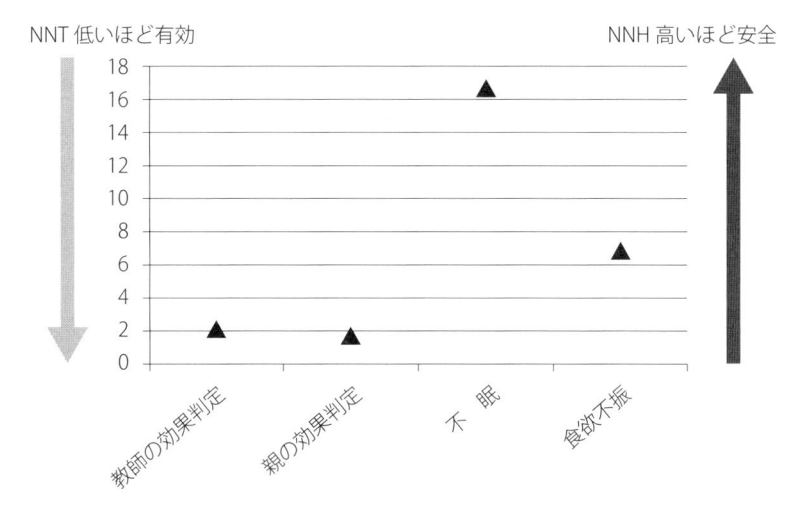

図3 NNTとNNHの比較

ATX群ともにプラセボ群より有意な改善を示した。NNTは，MPH-OROSは3.1，ATXは4.5であった。また，MPH-OROS群では，ATX群と比較し反応率が有意に高かったと報告されている。一方，この試験の中で行われた，切り替え試験の結果から，患者の約1/3は両方の薬剤ではなく，ATXかOROS-MPHのいずれかに反応しており，ADHD患者の薬物への反応特異性の可能性が示唆された。MPH-OROSあるいはATXともにNNTが低く効果的な薬剤であるが，作用機序が異なることから効果の発現までの時間や効果の持続が異なる。今後，それぞれの子どもに合わせた処方選択が重要になっていくと思われる。

ADHDの薬物療法は，複数の治療マニュアル・アルゴリズムでも推奨されるようにADHDの治療の重要な位置を占めている。治療の効果を評価するには，客観的な評価尺度を用いることが必要である。現在，DSM-IVのADHD症状に焦点を当てた評価尺度が本邦でも標準化が行われており，評価尺度を用いることで親や教師による評価が可能である[23]。しかし，DSM-5の改訂により一部評価尺度の修正が必要となる可能性もある。

一方，臨床的には，必ずしも患者や患者の家族が治療を求めるのは特異的なDSM-5症状ではなく，日々の日常生活における患者固有の問題や困難からで

あることが多い。したがって，患者を評価する際には広く患者の問題，あるいは障害を評価することがより効果的な介入を行うために重要である。米国小児科学会 ADHD 治療ガイドラインでは，①親，兄弟・姉妹，教師，仲間との関係の改善，②行動上の問題の軽減，③学習パフォーマンス（特に，作業量，効率，完遂度，正確さ）の改善，④宿題や身の周りのことが一人で行える範囲が広がる，⑤自尊心が改善する，⑥社会での安全が高まるなどの6項目から3項目を選び出し，治療目標を設定しながら機能の改善を最大化することが推奨されている。また，ADHD-RS の平均得点が1以下を寛解と定義し，具体的な治療ゴールとする試みも行われている。

アメリカの ADHD の治療予後調査では，治療開始から3年間寛解を維持することができた群が他の群に比べて8年目の予後がよかったことが報告されており，治療の種類によらず寛解を長期に維持することが示唆されている。もし薬物治療により寛解が維持されている場合には，少なくとも3年以上の継続あるいは減量によっても寛解が維持されていることを確認しながら，慎重に薬物の増減を行うことが必要である[37]。

V 気分障害の薬物治療

1．うつ病の薬物治療

子どものうつ病は，約5％の子どもに発症する頻度の高い疾患である。子どものうつ病に関しては成人に有効な抗うつ薬が必ずしも有効ではないと報告されている。現在，有効性が示されている抗うつ薬は，fluoxetine, escitalopram, citalopram, sertraline である。アメリカ連邦医薬品局（FDA）から fluoxetine, escitalopram が子どものうつ病の治療薬として認可されている。一方，成人では有効性が示されている paroxetine, mirtazapine [42], duloxetine [1,12], venlafaxine [10,30] は，RCT でプラセボと比較し有効性が示されなかった。現在までの子どもへの RCT の結果について表3にまとめた。表3にあるプラセボ群，実薬群の対象数とそれぞれの反応率から，NNT と95％の信頼区間を簡単に計算すること

表3　子どものうつ病のプラセボを用いたRCTの結果

	投薬群	対象年齢	薬物量	治療期間	結果	NNT（95%信頼区間）
Fluoxetine						
Simeon (1990)	FL20 PL20	13-18歳	20-60mg	8週	FL=PL	
Emslie (1997)	FL48 PL48	7-17歳	20mg	8週	FL(56%)>PL(33%)	4.36(2.37. 28.12)
Emslie (2002)	FL109 PL110	13-18歳	20mg	8週	FL(41%)>PL(20%)	4.70(3.01. 10.64)
March (2004)	FL109 CBT111 Com107 PL 112	-17歳	10-40mg 10-40mg	12週	Com(71.0%)>FL(60.6%) >CBT(43.2%)=PL(34.8%)	3.89(2.60. 7.69) COMに対して 2.75(2.06. 4.14)
Citalopram						
Wagner (2004)	Cit89 PL 85	7-17歳	20-40mg	8週	Cit(36%)> PL(24%)	8.05(3.85. -98.29)
Von Knorring (2006)	Cit 124 Pl 120	13-18歳	1-40mg	12週	Cit(42%)>Pl(25%)	5.90(3.50. 18.88)
Sertraline						
Wagner (2003)	Sert189 PL187	6-17歳	50-200mg	10週	Ser(69%)>PL(59%)	10.08(4.16. -23.64)
Paroxetine						
Keller (2001)	Pax 93 IMI 95 PL 87	12-18歳	20-40mg 50-300mg	8週	Pax(66.7%)=IMI(58.5%)=PL(55.2%)	8.7(3.90. -37.27)
Emslie (2006)	Pax 104 PL 102	7-17歳	10-50mg	8週	Pax(48.5%)=P(46.0%)	39.8(6.13. -8.86)
Berard (2006)	Pax 182 PL 93	13-18歳	20-40mg	12週	Pax(60.5%)=PL(58.2%)	42.1(6.82. -10.10)
Mitrazapine						
Study 1	Mirt 82 Pl 44	7-18歳	15-45mg	8週	Mirt(59.8%)=pl(56.8%)	34.4(4.76. -6.60)
Study2	Mirt 88 Pl 45	7-18歳	15-45mg	8週	Mirt(53.7%)=PL(41.5%)	8.74(3.39. -15.19)
Escitalpram						
Wagner(2006)	Escit 133 PL 133	6-17歳	10-20mg	8週	Escit(45.7%)=PL(37.9%)	12.73(5.05. -24.54)
Venlafaxine						
Mandoki (1997)	Ven 20 Pl 20	8-17歳	37.5-75mg	6週	PL=Ven Study1 Ven(63%)=Pl(51%)	7.97(3.48. -27.3)
Emsle (2007)	Ven 169 Pl 165	7-17歳	225mgまで	8週	Study2 Ven(76%)=Pl(67%)	11.3(4.65. -26.5)

もできる。それぞれのNNTと95%の信頼区間を知ることで日常臨床での薬物の有効性を具体的にイメージしやすくなる。

　最近，新しい臨床治験に基づき子どものうつ病への薬物治療のアルゴリズムが改定された。そのアルゴリズムでは選択的セロトニン再取り込み阻害薬（SSRI）が第一選択薬として選ばれており，もし一つのSSRIが有効ではなかった時には他のSSRIに変更することが推奨されている（図4）[22]。このアルゴリズムでは，特定のSSRI[2,6-9,11,24,31,53,57,58,60,61]が他のSSRIよりもアルゴリズムの上でも優先順位が高く設定されている。このことは現時点での成人のうつ病の

```
0  ┌─────────────────────────────┐
   │  診断評価と家族コンサルテーション  │
   └─────────────────────────────┘
                 ↓
1     fluoxetine, sertraline, citalopram
                 ↓     ＊思春期前のうつ病には推奨されない
2     別の SSRI（paroxetine＊と escitalopram も含む）
                 ↓
                 ⊕ ──────→  lithium, buppropion,
                 ↓           mitrazapine の augmentation
3     buppropion, mitrazapine, venlafaxine
                 ↓
              再評価
```

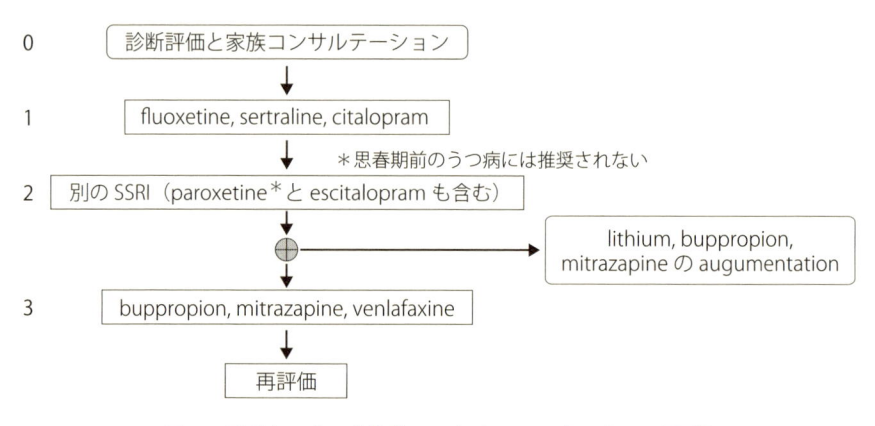

図4　子どものうつ病治療のテキサスアルゴリズム　改訂版

治療と大きく異なる点であり，子どもの薬物療法が成人と異なることを示す典型的な例といえる。

　子どものうつ病への抗うつ剤における30の臨床試験を集めたメタ解析では，抗うつ薬群のrate ratio（RR）は，1.22で，抗うつ薬群はプラセボ群より有効であることを示していた（p<0.001）。また，抗うつ薬のNNTは9.35であった。14の三環系抗うつ薬臨床試験のメタ解析では，RRは1.15でプラセボ群と有意な差はなかった。12のSSRIの臨床試験のメタ解析では，RRは1.23でプラセボ群と有意な差を認めた。SSRIのNNTは8.85であった。特に対象となった年齢での比較では，16の思春期群を対象とした臨床試験でのRRは1.27と抗うつ薬群がプラセボ群より有効性であることを示し（p<0.001），NNTは8.33であった。一方，児童群ではRRは1.11とプラセボ群と有効性に差を認めず（p=0.596），NNTは21.3であった。個々の臨床試験でも児童群と思春期群において有効性が異なる報告もあり，年齢が低くなるほど抗うつ薬の有効性が低くなる傾向が認められる[56]。

　また，薬物療法，認知療法，併用療法，プラセボを比較した場合，併用療法は認知行動療法，プラセボと比較し，統計的な有意差を持って抑うつ症状の改善に優れていることが報告されている。また，薬物療法と併用療法を比較した場合，併用療法では自殺行動が少なくなることが示されており，併用療法が推奨されている。また，思春期のSSRI治療抵抗性うつ病に関して，抗うつ

薬と認知行動療法の併用が，抗うつ薬の単独よりも有効性が高いことが示されている[31]。

一方，抗うつ薬による治療と自殺関連行動が示唆され[18,64]，子どもへの投薬は慎重にすべきと提案されている。しかしながら，最近の疫学的な調査では抗うつ薬投与により自殺既遂が減少する可能性も示唆されており，抗うつ薬の使用への安全性と効果についての個別の評価が重要である[64]。

2．双極性障害の薬物治療

子どもにおける双極性障害の頻度は0.6～1.0％と推定される。18歳以前に発症した双極性障害は18歳以降の発症群と比較し，自殺念慮などの自殺関連行動，他のⅠ軸診断の合併（とくにADHD），薬物関連障害の合併，高率な急速交代型（rapid cycling）への移行，予後が不良であることが報告されており，正確な診断に基づく適切な治療が他の精神疾患の合併の予防および思春期の心理発達への悪影響を予防するためにも重要である。最近のプラセボを用いた大規模なRCTにて複数の非定型抗精神病薬が躁病エピソードに効果があるとのエビデンスが得られた。一方，気分安定薬に関しての有効性は，lithiumでは，小規模な無作為プラセボ二重盲検試験にて躁病エピソードに効果が示されているが，その他の薬剤ではRCTでの効果が確認されていない。Oxcarbazepineのように成人で有効性が示されている薬物でも子どもではプラセボと有意差が認められず，ここでも成人でのエビデンスが必ずしも子どもではエビデンスとならないことが示されている[62]。

子どもの躁病相のRCTとして，aripiprazoleでは，10～17歳の双極性障害Ⅰ型296例を対象に4週間のRCTが行なわれた。プラセボ群とaripiprazole 10mg，30mg群をYoung Mania Rating Scale（YMRS）を用いて比較した。4週間後のYMRSの改善は，プラセボ群では8.2％，10mg群では14.2％（$p<0.001$），30mg群では16.8％（$p<0.001$）と統計的に有意な違いがあった。また，寛解もそれぞれ，15.2％，39.6％（$p=0.05$），56.6％（$p<0.001$）と有意な違いが認められた。寛解に対してのNNTは，10mg群で4.09，30mg群で2.41であった[63]。

Risperidoneでは，10～17歳の双極性障害Ⅰ型169例を対象に3週間のRCTが行なわれた[46]。プラセボ群とrisperidone 0.5-2.5mg群，3-6mg群の3群に割り付けられ，YMRSによって効果が判定された。81％が臨床試験を終了し，3週間後のYMRSの改善は，プラセボ群では9.1％，0.5-2.5mg群では18.5％（p<0.001），3-6mg群では16.5（p<0.001）と統計的に有意な差があった。また，YMRSのスコアが50％改善した反応群は，プラセボ群26％，risperidone 0.5-2.5mg群59％，3-6mg群63％とrisperidone群が有意に多かった。NNTは，0.5-2.5mg群で3.3，3-6mg群で2.7であった。有害事象の出現は，0.5-2.5mg群より3-6mg群で多かった[46]。

Delbelloらは，思春期の12～18歳の双極性障害（躁病エピソードあるいは混合エピソード）30名に対してdiavalproexを20mg/kgで開始し，quetiapine群とプラセボ群に無作為に振り分けた[50]。Quetiapine群は1日450mgまで増量された。Diavalproexとquetiapine群は，diavalproexとプラセボ群よりもYMRSスコアーで有意な症状の改善が認められた（p=0.03）。YMRSでの反応率に関しては，diavalproexとquetiapine群は87％とdiavalproexとプラセボ群の53％よりも有意に高かった（p=0.05）。NNTは，2.94であった。277名の躁病エピソードの患者を3週間 quetiapine 1日400mg，1日600mgとプラセボに無作為に振り分けた。Quetiapineは，400mg群，600mg群のいずれの量でもプラセボ群と比べて統計的に有意な改善を示し，寛解率は，プラセボ群30％，400mg群53％，600mg群54％であった。Quetiapine 400mg群のNNTは，4.35，600mg群のNNTは4.17であった[5]。Olanzapineでは，10-17歳の159名の双極性障害の患者が，3週間プラセボとolanzapineに割り振られた。Olanzapineの1日平均量は9.7±4.5mgであった。プラセボ群に比べてolanzapine群は有意な躁症状の改善を示し，寛解率もプラセボ群11.1％に対してolanzapine群は35.1％であり，NNTは4.14であった。一方で42％の患者が7％以上の体重増加を示した[55]。

現在，RCTでaripiprazoleとrisperidoneの2剤が子ども（10～17歳）の双極性障害Ⅰ型（躁病エピソードおよび混合エピソード）に有効であり，アメリカFDAにて承認されている。それぞれの非定型抗精神病薬は，効果に差が

第 11 章　子どもに対する薬物療法　215

```
┌─────────────────┐      ┌──────────────────────────────────┐
│  第1ステージ    │─────→│ 1A：混合状態／躁病                │
│  単剤での治療   │      │ quetiapine/aripiprazole/risperidone│
└─────────────────┘      └──────────────────────────────────┘
         ↑                        ┌──────────────────────────┐
         │                        │ 1B                       │
         │ 無効                   │ lithium/valproate/olanzapine│
         │                        └──────────────────────────┘
         │              ◇評 価 ──────────────── 有効 ──→ 継続
                          │
                       部分的反応
                          ↓
┌─────────────────┐      ┌──────────────────────────────────┐
│  第2ステージ    │      │ 2：気分安定薬に非定型抗精神病薬を追加│
│ オーギュメンテーション│  │    あるいは非定型に気分安定薬を追加  │
└─────────────────┘      └──────────────────────────────────┘
                          ◇評 価 ──────────────── 有効 ──→ 継続
                          │
                    部分的反応あるいは無反応
                          ↓
┌─────────────────┐      ┌──────────────────────────────────┐
│  第3ステージ    │      │ 3：2気分安定薬＋1非定型抗精神病薬 │
│  3剤併用        │      │   あるいは1気分安定薬＋2非定型抗精神病薬│
└─────────────────┘      └──────────────────────────────────┘
                          ◇評 価 ──────────────── 有効 ──→ 継続
                          │
                    部分的反応あるいは無反応
                          ↓
┌─────────────────┐      ┌──────────────────────────────────┐
│  第4ステージ    │      │ 4：ECT                            │
└─────────────────┘      └──────────────────────────────────┘
```

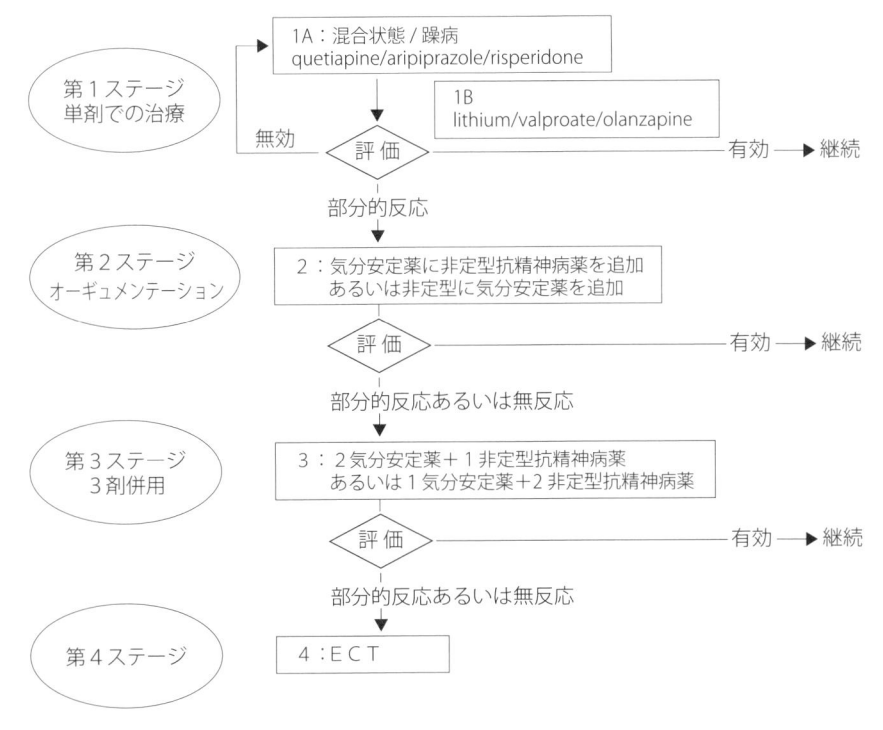

図5　子どもの躁病・混合エピソードの治療アルゴリズム（Kowatch, 2009 を改変）[26]

あるかどうかについての臨床的な系統だった比較は行われておらず，薬物の副作用のプロファイルから薬物の選択を行う必要がある．躁病相の治療では，一般に成人よりも少量から開始することが推奨されている．これらの臨床試験結果より，最近は非定型抗精神病薬を第一選択にするアルゴリズムが推奨されている（図5）[26]．もし，非抗精神病薬の単剤で効果がなかったり，副作用で薬物服用が困難である場合は，stage1A（他の非定型抗精神病薬）あるいは stage1B（気分安定薬あるいは olanzapine）を試すべきである．Olanzapine は，効果において他の非定型抗精神病薬と同等と考えられているが，体重増加のため stage1B の薬物とされている．もし，stage1A あるいは1B の治療で，部分的に反応があった場合には，気分安定薬と非定型抗精神病薬の併用を試みる（stage 2）．もし，これでも十分な効果が認められない時あるいは無反応である時には，気分安定薬2剤と非定型抗精神病薬1剤の併用あるいは気分

安定薬1剤と非定型抗精神病薬2剤の併用が推奨されている（stage 3）。さらに，十分な反応が認められない時には修正型通電療法（ECT）が考慮されている（stage 4）。子どもの躁状態に対して気分安定薬の単独療法が効果を認めなかった場合が多く，気分安定薬の併用あるいは気分安定薬と非定型抗精神病薬の併用の必要性が成人より高いとされている。Kowatchらは，lithium，carbamazepine，divalproexを服用している双極性障害の子どもの40％にしか有効性を認めないと報告し，気分安定薬の単独療法はsize effectが小さく，気分安定薬の2剤の併用がしばしば必要であるとしている[26]。

双極性障害に他の精神疾患が合併することがしばしばある。通常，合併症がある時には双極性障害の治療を優先し，次に合併する精神疾患の治療を行なう。双極性障害では，特にADHDとの合併が問題となることが多いと報告され，ADHDが合併する場合には，まず気分安定薬あるいは非定型抗精神病薬による気分の安定を図った後に，中枢刺激薬によるADHD症状の治療を行うべきだとされている。

双極性障害は，しばしばうつ病相で始まり，単極性のうつ病との鑑別は困難である。双極性うつ病の子どもは抗うつ薬により躁転する危険性があり，特に10～14歳の子どもが躁転する危険性が最も高く，双極性うつ病が疑われる症例では気分安定薬を併用すべきである。子どもの双極性うつ病の治療に関してのエビデンスは乏しく，lithium[17]とlamotrigineでopen studyが報告されているのみである。現時点の限られたエビデンスからは，まずlithiumを開始あるいは治療域まで（血中濃度0.8mEq/L）以上に増量する（stage 1；図6）。効果が十分でない場合にはlamotrigineを追加することが推奨されている（stage 2）。もし，十分な効果が得らない場合には，SSRIの処方も考慮する（stage 3）。急性期の双極性うつ病にはSSRIが効果があるとの報告もあるが，一方で躁転や気分の不安定化を招く可能性もある[3]。

VI 不安障害への薬物治療

過去20年間に子どもの不安障害への薬物治療のエビデンスは多くなってき

第1ステージ

- もし lithium を服用 → 血中濃度≧0.8mEq/L に増量
- もし lithium を服用していない

→ lithium を開始あるいは継続 → 評価 — 有効 → 継続

部分的反応あるいは無反応

第2ステージ

lamotrigine を追加 → 評価 — 有効 → 継続

部分的反応あるいは無反応

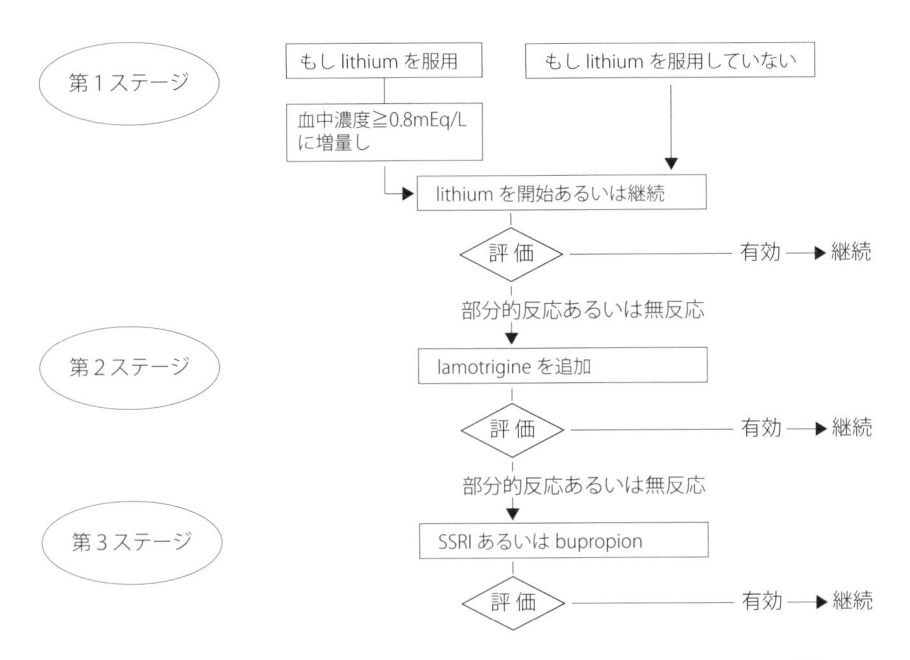

第3ステージ

SSRI あるいは bupropion → 評価 — 有効 → 継続

図6 子どもの双極性うつ病の治療アルゴリズム（Kowatch, 2009 を改変）[26]

ている。子どもの不安障害の臨床試験では，分離不安障害，全般性不安障害，社会恐怖を一つのカテゴリーとして治療の有効性を評価する研究が多く行われている。三環系抗うつ薬のこれらの不安障害に関しての報告は系統立ったものが少なく有効性についての判断は難しい。Benzodiazepine 系薬物は，オープン試験では不安障害の基底にある不安が減少したとの報告はあるものの，RCT で不安障害への有効性を示した報告はほとんどない。一方で，SSRI の分離不安障害，全般性不安障害，社会恐怖への有効性を示した RCT の報告が最近多く行われている。

6～17歳の分離不安障害，全般性不安障害，社会恐怖患者128名を無作為に fluvoxamine（250-300mg まで増量可）とプラセボとに振り分けた8週間の臨床試験では，Clinical Global Impression of Improvement（CGI-I）を用いた評価ではプラセボ群の29％が反応群であったのに対して，fluvoxamine 群の76％が反応群となり有意に高く，NNT は2.12であった[54]。また，fluoxetine 20mg とプラセボの RCT では，fluoxetine の61％が反応群で，プラセボ

群の35％に比べて有意に高く，NNTは3.84であった。社会恐怖に関しては，paroxetine（10-50mg）とプラセボとのRCTでparoxetine群の反応率が77.6％とプラセボ群の38.3％より有意に高く，NNTは2.61であった[59]。7～17歳の分離不安障害，全般性不安障害，社会恐怖の488名を12週間，sertraline，認知行動療法，併用療法，プラセボの4群に無作為に振り分けて比較した臨床試験が報告された。併用療法群の反応率は，80.7％とsertraline群の54.9％，認知行動療法群の59.7％，プラセボ群の23.7％より有意に高かった。また，sertraline群と認知行動療法群の反応率の間には有意な差はなく，sertraline群と認知行動療法群の反応率はプラセボ群より有意に高かった。併用療法のNNTは，1.75，行動療法のNNTは，2.78，sertralineのNNTは3.31であった[65]。子どもの分離不安障害，全般性不安障害，社会恐怖ではSSRIでの治療がNNTも低く有効であることが示唆されており，特にSSRIと行動療法の併用はそれぞれの単一よりも効果があることが示唆されている。

　子どもの強迫性障害では，複数のSSRIで有効性が示されている。fluoxetineは，複数のRCTで有効性が示されている。8～15歳の14名の強迫性障害を対象としたRCTではfluoxetine群がプラセボ群よりも有意な症状の改善を示した[48]。7～17歳の強迫性障害患者103名を対象にfluoxetineとプラセボに振り分けた臨床研究では，実薬群では，fluoxetine 1日10mgより開始し，2週間後に20mgに増量し4週，7週後の評価で反応がなければ20mgごとに60mgまで増量可能であった。fluoxetine群は，Children's Yale-Brown Obsessive-Compulsive Scale（CY-BOCS：子ども用の強迫観念・強迫行為尺度）で評価し有意な改善が認められた（p=.026）[16]。43名の強迫性障害の患者はfluoxetineあるいはプラセボに無作為に振り分けられ，fluoxetine群では，最初の6週間では1日処方量は固定され（60mgまで処方可能），効果がなければ80mgまで増量可能とした。その後反応群は，8週間の維持療法が行われた。fluoxetine群は，16週目の比較でプラセボ群に比べてCY-BOCSで有意な改善を示した。CGI-Iでプラセボ群の改善群が26％であったのに対してfluoxetine群は57％と有意に高く（p<.05），NNTは3.22であった[28]。6～17歳の187名の強迫性障害を対象とした8週間のsertraline（200mgまで増量可）の臨床

試験では，42％の sertraline 群，26％のプラセボ群が効果を示し，NNT は，6.25 であった[30]。10 週間の fluvoxamine（1 日 50-200mg）とプラセボとの比較では，プラセボ群が 26％に対して fluvoxamine 群は 42％と有意に反応率が高く，NNT は 6.25 であった[49]。7〜17 歳の 207 名の強迫性障害を対象に 10〜50mg の paroxetine 群あるいはプラセボ群に振り分けた。CY-BOCS の総得点で 25％以上の改善を反応群と定義した。Paroxetine 群の 64.9％が反応群で，プラセボ群の 41.2％より有意な改善を示し，NNT は 4.22 であった[17]。子どもの強迫性障害でも SSRI は有効であるが，NNT を比較すると分離不安障害，全般性不安障害，社会恐怖よりも NNT が高く，治療への反応が悪い可能性がある。また，不安障害の RCT では一般にうつ病の RCT よりも高用量の SSRI が使用されていた。

成人では，複数のパニック障害の薬物療法の RCT が存在するが，子どものパニック障害に対して RCT を行い有効性を検証した研究はない。

Ⅶ 統合失調症への薬物治療

統合失調症は，約 3 割が児童期に発症し，若年発症群は予後が悪いと報告されている。一方で，従来 18 歳以前の患者は臨床試験から除外され児童期の統合失調症の薬物治療のエビデンスは限られていた。最近，児童領域の統合失調症の薬物治療のエビデンスが急速に増えている。特に，第一選択薬として，新世代の非定型抗精神病薬が使用されることが多くなってきている。

13〜17 歳の統合失調症患者を対象とした risperidone のプラセボ RCT では，55 名が 1 日 1-3mg，51 名が 1 日 4-6mg/day，54 名がプラセボに無作為に割り付けられ 6 週間の試験が行われた。症状の改善は，プラセボ群（-8.9 ± 16.1）に比べて，2 つの risperidone 群（1-3mg 群:-21.3 ± 19.6，4-6mg 群:-21.2 ± 18.3）で有意に高かった。しかし，1-3mg 群と 4-6mg 群の間には有意な差は認められなかった。また 1-3mg 群は，4-6mg に比べて錐体外路症状，めまい，頭痛などの副作用の出現が少なかった。Positive and Negative Syndrome Scale（PANSS：陽性・陰性症状評価尺度）のスコアで 20％以上改善した群

を反応群とした際の反応率は，プラセボ群で 35％, 1-3mg 群で 65％, 4-6mg 群で 72％であり，プラセボ群に対する NNT は，1-3mg 群で 3.3, 4-6mg 群で 2.7 であった[19]。また，13～17 歳の統合失調症患者 302 名を対象とした，aripiprazole の RCT では，100 名が 1 日 10mg, 100 名が 1 日 30mg, 102 名がプラセボに無作為に割り付け，6 週間の試験が行われた。PANSS および CGI-S で評価され，プラセボ群に比べて aripiprazole 群は有意な改善を示した。PANSS の項目 P1, P2, P3, N1, N4, N6, G5, および G9 で 3 以下を寛解と定義しており，プラセボ群で 36％, 10mg 群で 53％, 30mg 群で 56％が寛解に達しており，プラセボ群に対する NNT は，10mg 群で 5.6, 30mg 群で 5 であった[13]。アカシジア，錐体外路症状が主な副作用で，10mg に比べて 30mg で多くみられた。3～17 歳の統合失調症患者 220 名を対象とした，quetiapine の RCT では，73 名が 1 日 400mg, 74 名が 1 日 800mg, 73 名がプラセボに無作為に振り分けられ 6 週間の試験が行われた。PANSS のスコアで 30％以上改善した群を反応群とした際の反応率は，プラセボ群で 26.2％, 400mg 群で 38.4％, 800mg 群で 36.5％であり，プラセボ群に対する NNT は，400mg 群で 8.2, 800mg 群で 9.7 であった[14]。

　3～17 歳の統合失調症患者 107 名を対象とした，olanzapine の RCT では，72 名が olanzapine, 35 名がプラセボに無作為に振り分けられ 6 週間の試験が行われた。処方された olanzapine の 1 日量は 2.5～20mg で，1 日平均 11.1mg であった。Olanzapine 群ではプラセボ群に比較して試験の終了率は高かった（p=0.02）。また，プラセボ群に比べて Brief Psychiatric Rating Scale（BPRS：簡易精神症状評価尺度）のスコア，CGI-S, PANNS の総得点で olanzapine 群は有意な改善を示した。一方で，プラセボ群の体重の増加が，0.1kg であったのに対して olanzapine 群は 4.3kg と有意な体重の増加が認められた（p<0.001）。改善を BPRS-C での 30％あるいは CGI-S スコアで 3 以下と定義し，試験終了時でプラセボ群の改善群は，25.7％, olanzapine 群は 37.5％で，2 群間では有意な差がなかった（p=0.278）。プラセボ群に対する NNT は，8.5 であった[27]。一方で，8～19 歳の統合失調症あるいは失調感情症患者 116 名に対して，非定型抗精神病薬（olanzapine あるいは risperidone）と定

型抗精神病薬（molindone）を8週間投与し効果の比較を行った[52]。反応群は，PANSSのスコアで20％の改善と臨床的な改善とで定義された。いずれの薬剤でも試験開始時と終了時とで有意な症状の改善が認められたが，3群間で有意な差はなく，反応はいずれも50％以下と低かった。有意な体重の増加により，olanzapine群は対象の募集を中断した。Risperidone群は，olanzapine群に比較して顕著ではないが8週で3kg以上の体重の増加が認められた。Molindone群は，体重の増加は認めなかった。薬剤に特有の有害事象があり，risperidoneは便秘，molindoneはアカシジア，olanzapineはQTc延長，コレステロールの上昇，alanine aminotransferaseおよびaspartate aminotransferaseの上昇が認められた。この報告では，児童期の統合失調症の治療では，抗精神病薬の効果が低いこと，そして定型と非定型抗精神病薬の効果には違いがないこと，しかし有害事象には違いがあることを示唆している。見本における抗精神病薬のエビデンスは少ないがblonanaserinは，13〜18歳の統合失調症を対象にオープン試験でPANSSの総得点で有意な改善を示した（P<0.001）[43]。

Ⅷ 自閉スペクトラム症の薬物治療

　自閉スペクトラム症（Autism Spectrum Disorder：ASD）の中核症状は，対人的コミュニケーションあるいは対人的相互交流の成立のし難さ（対人交流症状）と限定的で繰り返される関心や活動である。これらの中核症状に対する有効性の確立された治療法は存在しない。自閉スペクトラム症の攻撃性，易刺激性，衝動性，破壊性を含む不適応行動の治療のために以前より抗精神病薬が用いられてきた[35]。定型抗精神病薬は，急性錐体外路症状および遅発性ジスキネジアの出現から使用が避けられるようになってきている[16]。一方で，非定型抗精神病薬が自閉症を含む広汎性発達障害の問題行動の治療に使用されるようになってきている。特に，risperidoneは，プラセボを用いたRCTにて自閉症の問題行動の改善に有効であることが示されている。101名の自閉症患者に対する8週間のRCTでは被刺激性に関して，risperidone群では56.9％で改善を示し，プラセボ群の14.1％より有意に高く，NNTは2.34

であった[33]。また，自閉症を含む広汎性発達障害をもつ子どもが示す破壊行動についても，79名を対象としたRCTにてrisperidone群がプラセボ群より行動面の改善に効果があったことが示された。この試験では，異常行動チェックリストを用いた効果判定で，プラセボ群の39.5%が治療反応群と判定された[45]のに対して，risperidone群は69.2%と反応率が有意に高く，NNTは，3.37であった[51]。他にも3つの小規模のRCTがありrisperidoneの効果を示している[29,39]。また，8～18歳の30人の広汎性発達障害の子どもを対象とした12週のrisperidoneとhaloperidolのRCTでは，異常行動チェックリストを用いた効果判定でrisperidone群で有意な改善を示した[36]。Risperidone以外の非定型抗精神病薬の効果については，大規模なプラセボを用いたRCTは存在しない。Olanzapineでは，小規模の8週間の試験で，11人の広汎性発達障害の患者をolanzapineあるいはプラセボに無作為に振り分けた。Olanzapine群は，50%が反応し，プラセボ群は20%が反応群として評価され，NNTは3.33であった[21]。症例報告，オープン・レベル試験，定型抗精神病薬との比較でclozapine, ziprasidone, olanzapine, quetiapine, aripiprazole[35]への処方経験が報告され，攻撃性を含めた問題行動に効果があったとの報告もなされている。

　攻撃的な行動に加えて反復的な行動も広汎性発達障害の治療のターゲットとなる。従来，SSRIは広汎性発達障害に対して有効や治療薬と考えられ最も頻回に使われる薬物のひとつである[44]。成人のfluvoxamineの臨床試験では，有効性を示したものの，子どもの臨床試験ではfluvoxamineが18例中1例にしか効果がなく，逆に攻撃性，不眠，多動が見られたと報告されている[34]。これも，子どもと成人とで同一薬物への反応が異なる例として考えることもできる。一方，45名の広汎性発達障害患者を対象としたfluoxetineとプラセボのクロスオーバ二重盲検試験では，fluoxetine群で有意な改善を示した[20]。一方で，5～17歳の149名の広汎性発達障害圏の患者を73名のcitalopram群と76名のプラセボ群に無作為に振り分けて，12週間後に評価した。CGIを用いての改善群は，citalopramで32.9%，プラセボで34.2%と有意な差が認められなかった。また，常同行為の改善にも有意な差が認められなかった[25]。

また近年 ASD の中核症状に関するオキシトシンの有効性に関する二重盲検試験が報告されている。ひとつの報告では，ASD の症状評価のための半構造化面接法である Autism Diagnostic Observation Schedule（ADOS）の相互的対人関係の得点の有意な減少が認められ，かつこれは脳機能画像所見の変化と関連していた[66]。一方，ADOS の言語と意思伝達の得点および常同行動と限局された興味の得点の変化は見られず，さらにその他の定型的な症状評価法でも変化は得られなかった。この研究は ASD の中核症状のオキシトシンによる改善を初めて直接に捉えた点で貴重である。他の報告は，養育者の評価による Social Responsiveness Scale（対人応答性尺度）の得点の有意な減少が認められ，一方，他の評価法では変化が得られなかった[67]。

IX まとめ

子どもの精神科領域における薬物療法のエビデンスが増加するに伴い，日常臨床の中で薬物療法を用いることが増えてきている。エビデンスが増えるにつれて，子どもと成人との間に薬物への反応が異なることが複数の疾患領域で明らかになってきている。特に，抗うつ薬は，年齢によって薬物への反応が異なることも明らかになってきている。さらに同じ種類の薬物であっても NNT が大きく異なったり，効果にばらつきがあるのが子どもの薬物への反応の特徴である。同時に，子どもの精神科領域では，ADHD，不安障害，うつ病での RCT で明らかになったように併用療法が薬物や精神療法の単独よりも有効であることが明らかになってきている（図 7）。治療の効果を最大限にするためにも薬物と精神療法の併用を行っていくことが今後の課題と考えられる。

今回紹介した薬物療法のエビデンスはほとんどが海外のものであり，日本国内での RCT によるエビデンスは atomoxetine と methylphenidate-OROS によるものだけであり，今後，国内のエビデンスを積み上げ，必要な薬物の適用拡大を図っていく必要があると考えられる。それまで，上記の 2 薬剤以外，本書で示した薬物は適応外使用であり，リスクとベネフィットを考えてベネフィットが優っていると判断された時でも，本人，家族に対して児童思春期への使用

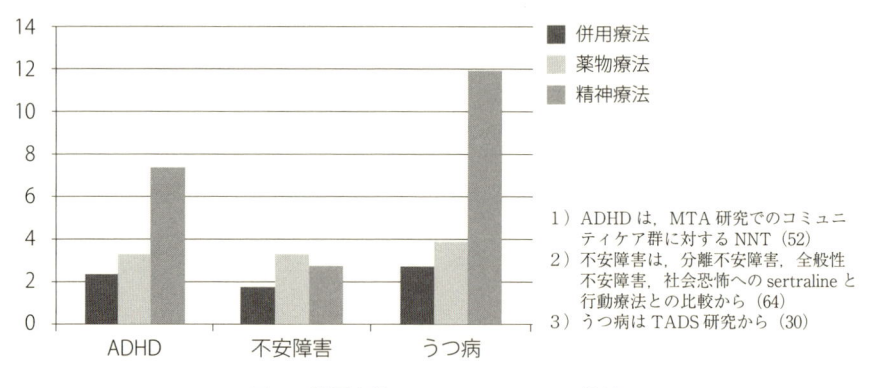

図7 併用療法のメリット NNTの比較

1) ADHDは，MTA研究でのコミュニティケア群に対するNNT (52)
2) 不安障害は，分離不安障害，全般性不安障害，社会恐怖へのsertralineと行動療法との比較から (64)
3) うつ病はTADS研究から (30)

に際しては適応外処方であることを説明し，同意を取得することが必要である。薬物治療が選択された場合には，処方量は成人より少量から開始し，年齢に合わせて増量を行う必要がある。児童思春期への向精神薬の使用に関しては，処方時には正確な副作用についての情報を児童思春期の患者および保護者に伝えることが重要であり，慎重な経過観察を要する。

参考文献

1) Atkinson, S.D., et al. (2014) A double-blind efficacy and safety study of duloxetine flexible dosing in children and adolescents with major depressive disorder. J Child Adolesc Psychopharmacol, 24(4); 180-189.
2) Berard, R., et al. (2006) An international, multicenter, placebo-controlled trial of paroxetine in adolescents with major depressive disorder. J Child Adolesc Psychopharmacol, 16(1-2); 59-75.
3) Biederman, J., et al. (2000) Therapeutic dilemmas in the pharmacotherapy of bipolar depression in the young. J Child Adolesc Psychopharmacol, 10(3); 185-192.
4) Bradley, C. (1937) The behavior of children receiving benzedrine. Am J Psychiatry, 94; 577-585.
5) DelBello, M.P., et al. (2007) Efficacy of quetiapine in children and adolescents with bipolar mania: 3 week double blind randamized placebo controlled trial. The 54th Annual Meeting of the AACAP, Boston.
6) Emslie, G.J., et al. (1997) A double-blind, randomized, placebo-controlled trial of fluoxetine in children and adolescents with depression. Arch Gen Psychiatry, 54(11); 1031-1037.
7) Emslie, G.J., et al. (2002) Fluoxetine for acute treatment of depression in children and adolescents: A placebo-controlled, randomized clinical trial. J Am Acad Child Adolesc

Psychiatry, 41(10); 1205-1215.
8) Emslie, G.J., et al.（2004）Fluoxetine treatment for prevention of relapse of depression in children and adolescents: A double-blind, placebo-controlled study. J Am Acad Child Adolesc Psychiatry, 43(11); 1397-1405.
9) Emslie, G.J., et al.（2006）Paroxetine treatment in children and adolescents with major depressive disorder: A randomized, multicenter, double-blind, placebo-controlled trial. J Am Acad Child Adolesc Psychiatry, 45(6); 709-719.
10) Emslie, G.J., et al.（2007）Venlafaxine ER for the treatment of pediatric subjects with depression: Results of two placebo-controlled trials. J Am Acad Child Adolesc Psychiatry, 46(4); 479-488.
11) Emslie, G.J., et al.（2009）Escitalopram in the treatment of adolescent depression: A randomized placebo-controlled multisite trial. J Am Acad Child Adolesc Psychiatry, 48(7); 721-729.
12) Emslie, G.J., et al.（2014）A double-blind efficacy and safety study of duloxetine fixed doses in children and adolescents with major depressive disorder. J Child Adolesc Psychopharmacol, 24(4); 170-179.
13) Findling, R.L., et al.（2008）A multiple-center, randomized, double-blind, placebo-controlled study of oral aripiprazole for treatment of adolescents with schizophrenia. Am J Psychiatry, 165(11); 1432-1441.
14) Findling, R.L., et al.（2012）Efficacy and safety of quetiapine in adolescents with schizophrenia investigated in a 6-week, double-blind, placebo-controlled trial. J Child Adolesc Psychopharmacol, 22(5); 327-342.
15) 古川壽亮, 山崎　力監訳（2003）臨床のためのEBM入門 決定版 JAMAユーザーガイド. 医学書院.
16) Geller, D.A., et al.（2001）Fluoxetine treatment for obsessive-compulsive disorder in children and adolescents: A placebo-controlled clinical trial. J Am Acad Child Adolesc Psychiatry, 40(7); 773-779.
17) Geller, D.A., et al.（2004）Paroxetine treatment in children and adolescents with obsessive-compulsive disorder: A randomized, multicenter, double-blind, placebo-controlled trial. J Am Acad Child Adolesc Psychiatry, 43(11); 1387-1396.
18) Gibbons, R.D., et al.（2007）Early evidence on the effects of regulators' suicidality warnings on SSRI prescriptions and suicide in children and adolescents. Am J Psychiatry, 164(9); 1356-1363.
19) Haas, M., et al.（2009）A 6-week, randomized, double-blind, placebo-controlled study of the efficacy and safety of risperidone in adolescents with schizophrenia. J Child Adolesc Psychopharmacol, 19(6); 611-621.
20) Hollander, E., et al.（2006）A double-blind placebo-controlled pilot study of olanzapine in childhood/adolescent pervasive developmental disorder. J Child Adolesc Psychopharmacol, 16(5); 541-548.
21) Hollander, E., et al.（2005）A placebo controlled crossover trial of liquid fluoxetine on repetitive behaviors in childhood and adolescent autism. Neuropsychopharmacology, 30(3); 582-589.
22) Hughes, C.W., et al.（2007）Texas Children's Medication Algorithm Project: Update from Texas consensus conference panel on medication treatment of childhood major

depressive disorder. J Am Acad Child Adolesc Psychiatry, 46(6); 667-86.
23) 市川宏伸, 田中康雄監修 (2008) 診断・対応のための ADHD 評価スケール ADHD-RS【DSM 準拠】. 明石書店.
24) Keller, M.B., et al. (2001) Efficacy of paroxetine in the treatment of adolescent major depression: A randomized, controlled trial. J Am Acad Child Adolesc Psychiatry, 40(7); 762-772.
25) King, B.H., et al. (2009) Lack of efficacy of citalopram in children with autism spectrum disorders and high levels of repetitive behavior: Citalopram ineffective in children with autism. Arch Gen Psychiatry, 66(6); 583-590.
26) Kowatch, R.A. (2009) Pharmacotherapy: Medication strategies and tactics. In Kowatch, R.A. et al. (ed) Clinical Manual for Managment of Bipolar Disorder in Children and Adolescents, pp.173-200, American Psychiatric Publishing, Inc.
27) Kryzhanovskaya, L., et al. (2009) Olanzapine versus placebo in adolescents with schizophrenia: A 6-week, randomized, double-blind, placebo-controlled trial. J Am Acad Child Adolesc Psychiatry, 48(1); 60-70.
28) Liebowitz, M.R., et al. (2002) Fluoxetine in children and adolescents with OCD: A placebo-controlled trial. J Am Acad Child Adolesc Psychiatry, 41(12); 1431-1438.
29) Luby, J., et al. (2006) Risperidone in preschool children with autistic spectrum disorders: An investigation of safety and efficacy. J Child Adolesc Psychopharmacol, 16(5); 575-587.
30) Mandoki, M.W., et al. (1997) Venlafaxine in the treatment of children and adolescents with major depression. Psychopharmacol Bull, 33(1); 149-154.
31) March, J., et al. (2004) Fluoxetine, cognitive-behavioral therapy, and their combination for adolescents with depression: Treatment for Adolescents With Depression Study (TADS) randomized controlled trial. Jama, 292(7); 807-820.
32) 松浦雅人 (2008) 薬物療法と精神薬理. (中根 晃, 他編) 子どもと思春期の精神医学, pp.238-256, 金剛出版.
33) McCracken, J.T., et al. (2002) Risperidone in children with autism and serious behavioral problems. N Engl J Med, 347(5); 314-321.
34) McDougle, C.J., et al. (2000) Repetitive thoughts and behavior in pervasive developmental disorders: Treatment with serotonin reuptake inhibitors. J Autism Dev Disord, 30(5); 427-435.
35) McDougle, C.J., et al. (2008) Atypical antipsychotics in children and adolescents with autistic and other pervasive developmental disorders. J Clin Psychiatry, 69 Supp.4; 15-20.
36) Miral, S., et al. (2008) Risperidone versus haloperidol in children and adolescents with AD: A randomized, controlled, double-blind trial. Eur Child Adolesc Psychiatry, 17(1); 1-8.
37) Molina, B.S., et al. (2009) The MTA at 8 years: Prospective follow-up of children treated for combined-type ADHD in a multisite study. J Am Acad Child Adolesc Psychiatry, 48(5); 484-500.
38) Molitch, M. & Eccles, A.K. (1937) The effect of Benzedrine sulfate on the intelligence scores of children. Am J Psychiatry, 94; 587-590.
39) Nagaraj, R., et al. (2006) Risperidone in children with autism: Randomized, placebo-controlled, double-blind study. J Child Neurol, 21(6); 450-455.
40) Newcorn, J.H., et al. (2008) Atomoxetine and osmotically released methylphenidate

for the treatment of attention deficit hyperactivity disorder: Acute comparison and differential response. Am J Psychiatry, 165(6); 721-730.
41) 奥村泰之，藤　純，松本俊彦（2014）日本における子どもへの向精神薬処方の経年変化—2002年から2010年の社会医療診療行為別調査の活用．精神神経学雑誌，116; 921-935.
42) Oregano（2001）NDA 20-415 SE5-011.
43) Oshimo, T.（2013）An open label pilot study of blonanserin in drug naive Japanese adolescents with schizophrenia. Japanese Journal of Child and Adolescent Psychiatry, 54(Supplement); 1-9.
44) Oswald, D.P. & Sonenklar, N.A.（2007）Medication use among children with autism spectrum disorders. J Child Adolesc Psychopharmacol, 17(3); 348-355.
45) Palermo, M.T. & Curatolo, P.（2004）Pharmacologic treatment of autism. J Child Neurol, 19(3); 155-64.
46) Pandiya, G.J., et al.（2007）Risperidon for treatment of acute manic in bipolar youth. The 54th Annual Meeting of the AACAP, Boston.
47) Pelham, W.E., et al.（2001）Once-a-day concerta methylphenidate versus three-times-daily methylphenidate in laboratory and natural settings. Pediatrics, 107(6); E105.
48) Riddle, M.A., et al.（1992）Double-blind, crossover trial of fluoxetine and placebo in children and adolescents with obsessive-compulsive disorder. J Am Acad Child Adolesc Psychiatry, 31(6); 1062-1069.
49) Riddle, M.A., et al.（2001）Fluvoxamine for children and adolescents with obsessive-compulsive disorder: A randomized, controlled, multicenter trial. J Am Acad Child Adolesc Psychiatry, 40(2); 222-229.
50) 齊藤万比古，渡部京太編（2008）注意欠如・多動性障害（ADHD）診断・治療ガイドライン 第3版．じほう．
51) Shea, S., et al.（2004）Risperidone in the treatment of disruptive behavioral symptoms in children with autistic and other pervasive developmental disorders. Pediatrics, 114(5); e634-641.
52) Sikich, L., et al.（2008）Double-blind comparison of first- and second-generation antipsychotics in early-onset schizophrenia and schizo-affective disorder: Findings from the treatment of early-onset schizophrenia spectrum disorders (TEOSS) study. Am J Psychiatry, 165(11); 1420-1431.
53) Simeon, J.G., et al.（1990）Adolescent depression: A placebo-controlled fluoxetine treatment study and follow-up. Prog Neuropsychopharmacol Biol Psychiatry, 14(5); 791-795.
54) The Research Unit on Pediatric Psychopharmacology Anxiety Study Group（2001）Fluvoxamine for the treatment of anxiety disorders in children and adolescents. N Engl J Med, 344(17); 1279-1285.
55) Tohen, M., et al.（2007）Olanzapine versus placebo in the treatment of adolescents with bipolar mania. Am J Psychiatry, 164(10); 1547-1556.
56) Tsapakis, E.M., et al.（2008）Efficacy of antidepressants in juvenile depression: meta-analysis. Br J Psychiatry, 193(1); 10-17.
57) von Knorring, A.L., et al.（2006）A randomized, double-blind, placebo-controlled study of citalopram in adolescents with major depressive disorder. J Clin Psychopharmacol, 26(3); 311-315.

58) Wagner, K.D., et al. (2003) Efficacy of sertraline in the treatment of children and adolescents with major depressive disorder: Two randomized controlled trials. JAMA, 290(8); 1033-1041.
59) Wagner, K.D., et al. (2004) A multicenter, randomized, double-blind, placebo-controlled trial of paroxetine in children and adolescents with social anxiety disorder. Arch Gen Psychiatry, 61(11); 1153-1162.
60) Wagner, K.D., et al. (2004) A randomized, placebo-controlled trial of citalopram for the treatment of major depression in children and adolescents. Am J Psychiatry, 2004. 161(6); 1079-1083.
61) Wagner, K.D., et al. (2006) A double-blind, randomized, placebo-controlled trial of escitalopram in the treatment of pediatric depression. J Am Acad Child Adolesc Psychiatry, 45(3); 280-288.
62) Wagner, K.D., et al. (2006) A double-blind, randomized, placebo-controlled trial of oxcarbazepine in the treatment of bipolar disorder in children and adolescents. Am J Psychiatry, 163(7); 1179-1186.
63) Wagner, K.D., et al. (2007) Acute Efficacy of aripiprazole for treatment of bipolar I Disorder, mixed or manic in pediatric patients. Boca Raton, FL. S. ACNP.
64) Wagner, K.D. (2008) An update on depression in children and adolescents. J Clin Psychiatry, 69(11); 1818-1828.
65) Walkup, J.T., et al. (2008) Cognitive behavioral therapy, sertraline, or a combination in childhood anxiety. N Engl J Med, 2008. 359(26); 2753-2766.
66) Watanabe, T., et al. (2015) Clinical and neural effects of six-week administration of oxytocin on core symptoms of autism. Brain, 138(Pt 11); 3400-3412.
67) Yatawara, C.J., et al. (2015) The effect of oxytocin nasal spray on social interaction deficits observed in young children with autism: A randomized clinical crossover trial. Mol Psychiatry.

おわりに

　この本は2014年4月に開設された北海道大学大学院医学研究科児童思春期精神医学講座の齋藤卓弥教授が中心となって始まった「北海道児童思春期精神医学セミナー」の初年度10回分のレクチャーの書き下ろしである。どの著者も道内を代表するに相応しい児童精神科医である。このセミナーの前身は、志のある札幌市内の児童精神科医や子どもの心の診療を担当する小児科医、教師、心理士などが月に1回北大病院に集まって児童思春期精神医学に関する研究発表や症例検討を行っていた「札幌児童青年精神医学研究会」であり、旧市立札幌病院静療院児童部の黒川新二先生（現黒川メンタルクリニック院長）が中心になって2000年1月に立ち上げたものである。この本の著者は、齊藤卓也先生以外はみなこの研究会の会員であり、この研究会を通じて切磋琢磨してお互いを育て上げてきた仲間である。

　黒川先生がこの研究会の立ち上げの時に会員に送った案内文には以下のようなことが記されている。「新しい世紀は厳冬の中で始まりました。このたび、下記のような趣旨で研究会を発足させたいと考えました。先生に、是非会員としてご参加いただきたく、お誘いの手紙をさしあげる次第です……臨床家として力を磨き長く仕事を続けるためには、同じ領域で仕事をしている者同士が日常的に交流する必要があります。その交流を通じて臨床の具体的な工夫や治療の壁の乗り越え方などの臨床の知恵が受け継がれますし、さらに、困難な青年期の患者さんを支え続けることで燃え尽きてしまわぬように、相互のデブリーフィングも重要な事柄です。現在の事情を少しでも好転させることが、今回の研究会づくりの目的でございます。同じ領域の仕事を志し続けている臨床家が定期的に集まって、日常的な交流不足を少しでも補いたいと考えております。」

　このようにして始まった研究会は細々とではあるが着実に参加メンバーを増やしながら、14年の間一度も休むことなく続けられてきた。この研究会の活動を通じて知り合った仲間が少しずつそのネットワークを広げ、お互いの研

究や症例の紹介を重ね合うことで臨床家としての力を磨き上げてきた。そして各々が児童精神科臨床の第一線で活躍し，独自のネットワークを広げるに至っている。このような地道ではあるが着実な活動が本書『児童思春期精神医学入門セミナー』の基礎にあることを改めて確認し，本書が新たな臨床家を育てるために役立つなら願ってもないことである。

2016 年 2 月

氏家　武

索 引

*ゴチックは薬名

■あ行

愛着形成　19, 190
愛着障害　66
愛着の躓き　66
アスペルガー障害　24
アセスメント　17-20, 201
アトモキセチン（atomoxetine）　29, 30, 61, 207, 208, 223
アメリカ精神医学会　3, 24, 88
アリピプラゾール（aripiprazole）　78, 83, 84, 98, 113, 213, 214, 220, 222, 215
易刺激性　30, 221
易怒性　30, 89, 90-92
インターネット　20, 117, 146
院内学級　172, 173
うつ病　20, 25, 87-95, 109, 112, 113, 164, 177, 185, 199, 210
永続因子（perpetuating factor）　18
エクスポージャー　184, 194, 195
エスシタロプラム（escitalopram）　90, 94, 113, 210, 212
遠城寺式・乳幼児分析的発達検査法　23
オランザピン（olanzapine）　78, 83, 98, 214, 215, 220-222
音読検査　142, 147, 153

■か行

絵画語彙発達検査（PVT-R）　148, 153
絵画療法　160, 161
概念化（事例定式化）　187
解離性障害　75, 76
解離性同一性障害　76
学習障害　49, 137-139, 140
家族関係　17, 19-21, 26, 123, 131, 135
課題画　161
家庭内暴力　18, 165
カテゴリカルな診断　24, 25

カルバマゼピン（carbamazepine）　99, 216
簡易抑うつ症状尺度（QIDS-J）　23
環境調整　16, 18, 20, 92, 118, 131, 205, 206
感情表出　45
儀式的行動　108
きっかけ法（誘発線法）　161, 162, 173-176, 179, 180
機能分析（行動分析）　187, 188
気分障害　20, 65, 87-100, 210-216
虐待　50, 54, 66, 67, 108, 109
虐待的養育　19
協働的経験主義　186, 191, 198
強迫観念　76, 105-107, 109, 110, 112, 125, 218
強迫行為　105, 106, 109-112, 116, 218
強迫性障害（OCD）　75, 76, 104-118, 185, 197, 218, 219
限局性学習症　59, 137
空間分割法　161, 162
クエチアピン（quetiapine）　78, 83, 84, 98, 214, 220, 222
クロザピン（clozapine）　78, 222
言語性IQ　29, 142
言語理解　29
抗うつ薬　18, 26, 93, 94, 99, 178, 204, 210, 212, 213, 216, 223
高機能自閉症　25
向精神薬　32, 203-205, 224
行動観察　21-23, 149
行動上の問題　18, 184, 196, 210
行動随伴性　188
行動的技法　195, 196, 198
広汎性発達障害　25, 51, 221, 222
　特定不能の―　25
広汎性発達障害日本自閉症協会評定尺度（PARS）　19, 22, 23, 46, 116
子どもの精神療法　12
コラージュ　160
根拠に基づく医療（EBM）　185

索 引　233

混合状態　28-31, 96
コンサータ®（concerta）　61 →メチルフェニデート

■さ行

三環系抗うつ薬　99, 204, 212, 217
自我違和感　106, 110, 116
自殺関連行動　94, 96, 213
自殺企図　80, 130
自殺念慮　13, 92, 199, 213
自傷行為　80, 84, 165, 166
児童精神科外来　11
自閉症　24, 37-39, 42, 44-47, 221
自閉症スペクトラム指数（AQ-J）　23
自閉症の兆候をもつ乳児　37
自閉スペクトラム症（ASD）　16, 19, 20, 23-25, 29-31, 37, 51, 66, 75-77, 110, 125, 140, 185, 221-223
社会的関係　17, 20
社交不安障害　75, 76, 185
醜形恐怖症　105, 109, 113
重篤気分調節症（DMDD）　88-91, 97, 177
シュナイダーの一級症状　76
小学生の読み書きスクリーニング検査（STRAW）　148
象徴化　164
情緒的な症状　18
初回面接　11, 17, 167
助詞の誤用　26
処理速度　29
新患診察　11
神経性習癖　18
神経性無食欲症　121
　過食・排出型　122, 123, 128, 133
　摂食制限型　122, 125, 133
神経発達症　24, 51
身体症状　18, 82, 192
身体表現性障害　105, 113
診断　15, 17, 20, 21, 23
心的外傷後ストレス障害（PTSD）　16, 18, 20, 21, 27, 31, 76, 97
新版K式発達検査　46
人物画テスト　161
心理教育　79, 84, 92, 93, 98, 111, 116, 186, 192, 193, 197, 200
スキンシップ　166
スクィグル法　161, 163
ストラテラ®（strattera）　61, 62 →アトモキセチン
スモールステップの原理　194
生活技能訓練　79
精神科作業療法　165
精神病症状　18, 73, 84, 92, 96, 97, 110
精神病理　122, 125, 132, 134, 164
セルトラリン（sertraline）　17, 94, 113, 177, 210, 218, 219, 211, 212
セロトニン再取り込み阻害薬（SRI）　112
選択的セロトニン再取り込み阻害薬（SSRI）　17, 94, 112, 211, 212, 216-219, 222
全般不安症　109
素因（predisposing factor）　18
双極性障害　26, 30, 66, 87, 95-100, 213, 214, 216
　特定不能の―　30, 95
躁転　99, 216
ソクラテス式質問法　192
素行症　26, 31, 90-92

■た・な行

退行　28, 31, 178, 181, 182
対人行動　45
対物行動　45
タイムスリップ現象　77
ためこみ症　105, 109, 114
知覚統合　29
チック　18, 57, 61, 106, 107, 109, 110, 113
注意記憶　29, 30, 147
注意欠如・多動症（ADHD）　26, 30, 31, 48-68, 89, 90, 97, 109, 114, 185, 207-210
注意欠如・多動症評価スケール（ADHD-RS）　23, 27, 60, 153, 208, 210
長所（strength）　18-20, 63
治療効果発現必要症例数（NNT）　206
治療者－患者関係　164, 182, 191, 198
治療者の複眼的態度　13
治療スタッフ　169, 178
治療的人間関係　165
ディメンショナルな診断　24, 25

適応障害　26
登園拒否　166
統合失調症　71-84, 110, 164, 219-221
動作性IQ　29, 142
特異的発達障害診断ガイドライン　142
ドパミン部分作動薬　78
なぐり描き法　161, 162
二次障害　49, 64, 65
日内交代型　30
入院治療　126, 129, 132, 134, 172
乳児健診　38
認知行動療法（CBT）　79, 111, 112, 117, 184-201, 212, 218
認知的概念化　187, 188, 193, 195
認知的技法　195
粘土造形　160, 179

■は・ま行

バウムテスト　161
曝露反応妨害法（ERP）　111
箱庭療法　160, 168-172, 178
　　—の危険性　179
発症要因　17
発達障害の診断　21-23
発達障害の並存　19
発達精神病理学　11, 24-32
発達の偏り　18
抜毛症　105, 109, 114
バルプロ酸（sodium valproate）　28-31, 83, 84, 90, 91, 99
パロキセチン（Paroxetine Hydrochloride Hydrate）　94, 112, 113, 118, 210, 211, 218, 219
ハロペリドール（haloperidol）　78, 222
反響言語　26
反抗挑発症　26, 31, 91
反応性アタッチメント障害　108
被虐待児　54, 66, 109
非言語的精神療法　159
非障害自閉症スペクトラム　25
非定型抗精神病薬　77, 78, 90, 91, 98, 99, 111, 113, 115, 213-216, 219-222
否認　124, 178
皮膚むしり症　105, 115

不安障害　17, 23, 66, 75, 91, 104, 105, 185, 197, 216-219
風景構成法　161, 162
フォーミュレーション　21, 190
副作用発現必要症例数（NNH）　206
不登校　18, 26, 29, 165, 185
フラッシュバック　16, 21, 28
フルオキセチン（fluoxetine）　94, 113, 199, 210-212, 217, 218, 222
フロスティッグ視知覚発達検査　148
分割彩色法　161, 162
併存　17, 19, 20, 51, 59, 66, 77, 89, 90, 106, 108, 110, 111, 113, 206
ホームワーク　193, 194, 201
保護因子の欠如（lack of protective factor）　18
北海道児童思春期精神医学セミナー　3, 230
見立て　15, 17
未治療期間（DUP）　73
メチルフェニデート（methylphenidate）　28-31, 61, 89, 90, 207, 208, 223
面接の実際　14

■や・ら・わ行

薬物動態　204, 205
誘導的発見（guided discovery）　192
誘発因子（precipitating factor）　18
誘発線法→きっかけ法
溶連菌感染症関連小児自己免疫性神経精神疾患（PANDAS）　109
ラモトリギン（lamotrigine）　99, 216, 217
リスクとベネフィット　32, 93, 99, 223
リスクファクター　18, 19
リスペリドン（risperidone）　78, 89-91, 98, 113, 214, 215, 219-222
リチウム（lithium）　90, 99, 205, 212, 213, 215-217
レイの複雑図形（ROCF）　148

■A～Z

ABC分析　188, 190
ADHD→注意欠如・多動症
ADHD-RS→注意欠如・多動症評価スケール

索引

ADI-R（Autism Diagnostic Interview-Revised）　22
ASD →自閉スペクトラム症
At-Risk Mental State（ARMS）　74
CBT →認知行動療法
DAMP　66
DBD（Disruptive Behavior Disorder）マーチ　26
DMDD →重篤気分調節症
DSM-5　3, 24, 49-52, 75, 87-89, 91, 95, 96, 104-106, 109, 113-115, 122, 136, 137, 177, 204, 209
DSM-IV-TR　30, 49, 87, 88, 95, 96, 104-107, 113, 114, 136
DV　31
EMDR　11, 37
ESSENCE　66
GAF　81

HTP（家，木，人）テスト　161
K-ABCⅡ　148
MARTA（多元受容体標的抗精神病薬）　78
NICE（National Institute for Health and Clinical Excellence）　185
OCD →強迫症／強迫性障害
PARS →広汎性発達障害日本自閉症協会評定尺度
PTSD →心的外傷後ストレス障害
SDA（セロトニンドパミン拮抗薬）　78
SMD（Sever Mood Dysregulation）　89, 90, 91
SSRI →選択的セロトニン再取り込み阻害薬
TADS（The Treatment for Adolescents with Depression Study）　199
WISC　29, 116, 142, 147, 148, 153
Y-BOCS　106

■編著者紹介■

傳田健三（でんだ　けんぞう）　　　　　　　　　　　　　　　　第1章，第9章担当
1981年北海道大学医学部卒業。同大学医学部附属病院精神科，市立旭川病院，市立札幌病院附属静療院児童精神科勤務を経て，1990年より北海道大学病院精神科に勤務。1998年ロンドン大学精神医学研究所，ベスレム王立病院（青年期病棟），モーズレー病院に留学。1999年北海道大学大学院医学研究科精神医学分野准教授。2008年より北海道大学大学院保健科学研究院生活機能学分野教授。
主要著書：『子どものうつ　心の治療—外来診療のための5ステップアプローチ』（新興医学出版社，2014年），『子どもの双極性障害—DSM-5への展望』（金剛出版，2011年），『子どもの摂食障害—拒食と過食の心理と治療』（新興医学出版社，2008年），『子どものうつ病—見逃されてきた重大な疾患』（金剛出版，2002年），他。

氏家　武（うじいえ　たけし）　　　　　　　　　　　　　　　　　　　　第7章担当
1980年札幌医科大学医学部卒業。同大学附属病院小児科，東海大学医学部附属病院精神科，ロンドン大学附属精神医学研究所児童精神医学部門，北海道立札幌肢体不自由児総合療育センターなどを経て，1999年より北海道こども心療内科氏家医院院長。
主要著書：『こどものうつ病ハンドブック』（共著，診断と治療社，2007年），『子どもの心の心療医になるために』（共著，南山堂，2009年），『必携　児童精神医学』（共監訳，岩崎学術出版社，2010年），他。

齋藤卓弥（さいとう　たくや）　　　　　　　　　　　　　　第5章，第11章担当
1987年日本医科大学卒業。同大学附属病院，コーネル医科大学精神科，アルバート・アインシュタイン医科大学モンテフィオーレ病院精神科，日本医科大学精神医学教室准教授を経て，2014年より北海道大学大学院医学研究科児童思春期精神医学講座特任教授。
主要著書：『女性のうつ病—ライフステージからみた理解と対応』（分担執筆，メディカルサイエンスインターナショナル，2015年），『子どもの心の処方箋ガイド』（分担執筆，中山書店，2014年），『成人期ADHD診療ガイドブック』（分担執筆，じほう，2013年），他。

■執筆者紹介■

賀古勇輝（かこ　ゆうき）　　　　　　　　　　　　　　　　　　　　　第4章担当
1999年北海道大学医学部卒業。同大学医学部附属病院精神科神経科，市立室蘭総合病院勤務を経て，2008年北海道大学病院精神科神経科助教，2015年より同講師。
主要著書：『双極性障害の認知行動療法』（監訳，岩崎学術出版社，2012年），『現在の病態に対する私の精神療法』（共著，金剛出版，2015年），他。

北川信樹（きたがわ　のぶき）　　　　　　　　　　　　　　　　　　　第10章担当
1991年北海道大学医学部卒業。同大学病院精神科神経科助教，病棟医長，外来医長，医局長などを経て，2012年北海道医療大学，同大学院教授。2014年より，医療法人ライブフォレスト北大通こころのクリニック院長。特定非営利活動法人　北海道認知行動療法センター理事長，北海道大学医学部非常勤講師を兼ねる。
主要著書：『双極性障害の認知行動療法』（監訳，岩崎学術出版，2012年），『パーソナリティ

障害の認知療法』（共著，岩崎学術出版社，2011 年），『さあ，やってみよう！　集団認知行動療法』（共著，医学映像教育センター，2011 年），『拒食症サバイバルガイド』（共訳，金剛出版，2000 年），他。

黒川新二（くろかわ　しんじ）　　　　　　　　　　　　　　　　　　　第 2 章担当
1975 年北海道大学医学部卒業。同大学病院内科，神戸大学病院精神科，兵庫県立こども病院，市立札幌病院静療院児童部（2012 年に札幌市児童心療センターに改称）を経て，2013 年より黒川メンタルクリニック院長。
主要著書：『自閉症とそだちの科学』（日本評論社，2012 年），他。

館農　勝（たての　まさる）　　　　　　　　　　　　　　　　　　　　第 6 章担当
1997 年札幌医科大学医学部卒業，同大学附属病院小児科，複数の病院勤務を経て，2001 年同大学附属病院神経精神科。2005 年札幌医科大学医学部大学院修了。その後，病院，クリニックの勤務を経て，2013 年より特定医療法人さっぽろ悠心の郷　ときわ病院勤務。ときわこども発達センター・センター長。札幌医科大学医学研究科臨床准教授を兼ねる。

田中康雄（たなか　やすお）　　　　　　　　　　　　　　　　　　　　第 3 章担当
1983 年獨協医科大学医学部卒業。北海道内の精神科医療に従事し，2002 年国立精神・神経センター精神保健研究所児童・思春期精神保健部児童期精神保健研究室長，2004 年北海道大学大学院教育学研究院教授を経て，2012 年より「こころとそだちのクリニック　むすびめ」院長。
主要著書：『発達支援のむこうとこちら』（日本評論社，2011 年），『軽度発達障害―繋がりあって生きる』（金剛出版，2008 年），他。

柳生一自（やぎゅう　かずより）　　　　　　　　　　　　　　　　　　第 8 章担当
2000 年北海道大学医学部卒業，同大学附属病院小児科および関連病院にて研修。2008 年同大学大学院医学研究科にて学位取得（博士）。2014 年より，同大学院医学研究科児童思春期精神医学講座特任助教。

子どもの精神医学入門セミナー

ISBN978-4-7533-1105-7

編著者
傳田健三
氏家　武
齋藤卓弥

2016年3月18日　第1刷発行

印刷・製本　（株）太平印刷社
―――――――

発行所　（株）岩崎学術出版社　〒112-0005　東京都文京区水道1-9-2
発行者　村上　学
電話03(5805)6623　FAX 03(3816)5123
©2016　岩崎学術出版社
乱丁・落丁本はおとりかえいたします　検印省略

必携 児童精神医学
はじめて学ぶ子どものこころの診療ハンドブック
R・グッドマン, S・スコット著
氏家武, 原田謙, 吉田敬子監訳

臨床経験と最新の科学的研究からの知見がみごとに融合し, 臨床実践へのヒントと示唆に富む, 児童精神医学の新しいスタンダード。　B5判336頁 本体5,000円

新版 子どもの治療相談面接
D.W. ウィニコット著
橋本雅雄, 大矢泰士監訳

神経症からスキゾイド, 反社会的傾向まで多彩な21の症例を取り扱うウィニコットの治療技法と臨床感覚が, 臨場感豊かに再現される。　A5判並製400頁 本体4,800円

思春期の臨床
小倉清著作集・2
小倉 清著

みじめな自分ととことん付き合う覚悟が治療者にあるのかを見極めなければ患者は動けない——思春期青年期患者治療の基本的考え方を示す。　A5判248頁 本体4,500円

児童精神科ケース集
小倉清著作集・別巻1
小倉 清著

長年の臨床を一望にするケースを現在の視点からのコメントを付して集成。さらに小此木啓吾によるスーパービジョンも掲載した。　A5判並製272頁 本体2,800円

子どもの精神療法
臨床における自由さを求めて
川畑友二著

著者の臨床的工夫の一つ「家族-遊戯療法」の症例等を基に, 治療における「自由さ」と, その意義, 自由を目指す道のりについてを示す。　A5判並製208頁 本体2,500円

実践入門 思春期の心理療法
こころの発達を促すために
細澤 仁著

思春期の心は移ろいやすく捉え難く, 心理療法には思春期固有の難しさがある。その困難を味わい, 心理療法的に扱っていくための実践のヒント。　四六判並製192頁 本体2,000円

子どものこころが育つ心理教育授業のつくり方
スクールカウンセラーと教師が協働する実践マニュアル
下山晴彦監修
松丸未来・鴛渕るわ・堤 亜美著

スクールカウンセラーと教師が協働し行う心理教育授業の実施方法を, イラストをふんだんに使い, 授業の流れに沿って具体的に示した1冊。　B5判並製160頁 本体2,500円

この本体価格に消費税が加算されます。定価は変わることがあります。